肝病防治问答

胡建华　刘江凯　主编

中国中医药出版社
·北京·

图书在版编目（CIP）数据

肝病防治问答 / 胡建华，刘江凯主编 . —北京：中国中医药出版社，2018. 8

ISBN 978-7-5132-5077-1

Ⅰ. ①肝…　Ⅱ. ①胡…　②刘…　Ⅲ. ①肝疾病—防治—问题解答　Ⅳ. ① R575-44

中国版本图书馆 CIP 数据核字（2018）第 130847 号

中国中医药出版社出版

北京市朝阳区北三环东路 28 号易亨大厦 16 层

邮政编码　100013

传真　010-64405750

保定市中画美凯印刷有限公司印刷

各地新华书店经销

开本 880×1230　1/32　印张 4.25　字数 62 千字

2018 年 8 月第 1 版　2018 年 8 月第 1 次印刷

书号　ISBN 978 – 7 – 5132 – 5077 – 1

定价　19.80 元

网址　www.cptcm.com

社 长 热 线　010-64405720

购 书 热 线　010-89535836

维 权 打 假　010-64405753

微信服务号　zgzyycbs

微商城网址　https://kdt.im/LIdUGr

官 方 微 博　http://e.weibo.com/cptcm

天猫旗舰店网址　https://zgzyycbs.tmall.com

如有印装质量问题请与本社出版部联系（010-64405510）

《肝病防治问答》
编 委 会

主　审　李秀惠

主　编　胡建华　刘江凯

副主编　（按姓氏笔画排序）

包剑锋　朱晓骏　李京涛　杨志云
张　红　萧焕明

编　委　（按姓氏笔画排序）

车念聪　卢秉久　过建春　池晓玲
张　玮　周大桥　赵文霞　姚树坤
贾建伟　徐春军　高月求　常占杰
扈晓宇

编写说明

我国病毒性肝炎发病率比较高。由于乙肝疫苗、母婴阻断方案的广泛应用，乙型肝炎病毒感染率已明显下降。随着生活条件的改变，脂肪肝、酒精性肝病、药物性肝病等其他类型肝病的发病率逐年升高。肝病作为目前我国突出的公共卫生问题，给众多患者和家庭造成了巨大的心理和经济负担。在临床工作中我们发现许多患者对肝病的认知不足，存在夸大或轻视疾病危害性、治疗依从性差、用药不规范及盲信虚假广告等情况。在此背景下中华中医药学会肝胆病分会组织国内肝病领域专家，编写了一本切合实际、通俗易懂、能涵盖绝大多数患者常见问题的肝病科普手册，以期帮助患者正确认识肝病，提高肝病防治水平。

本书分病毒性肝炎、脂肪肝、酒精性肝病、药物性肝损伤、自身免疫性肝病及肝硬化等六个章节。每个章节采用问答的形式，对疾病的相关知识，如概念、病因、治疗、生活调摄及预防等最常见的问题进行解答，采用通俗的语

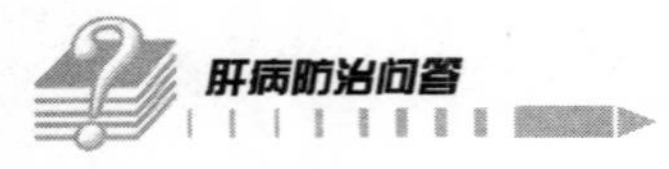

言解答患者的困惑，问题明确，答案清晰。本书适合肝病患者、养生爱好者阅读。

本书在编写过程中得到了中华中医药学会肝胆病分会李秀惠主任委员的大力支持及指导，中华中医药学会肝胆病分会许多专家也在百忙之中参与了本书的审阅及定稿工作，在此一并致谢。由于编者水平有限，书中疏漏之处在所难免，敬请读者、同行提出宝贵意见！

《肝病防治问答》编委会

2018 年 6 月

目录

一、病毒性肝炎

二、脂肪肝

三、酒精性肝病

四、药物性肝损伤

五、自身免疫性肝病

六、肝硬化

一、病毒性肝炎

（一）甲型肝炎

1. 什么是甲肝？

甲肝为甲型肝炎病毒（HAV）感染引起的以肝脏炎症病变为主的肠道传染病。发病时间主要集中在冬春季，夏秋季发病人数较少。

2. 甲肝的传播途径有哪些？

甲肝主要以粪-口途径为主要传播途径。粪-口传播的方式是多样的，日常生活接触传播是散发病例的主要传播方式，因此在集体单位如托幼机构、学校和部队中，甲型肝炎发病率高。水和食物的传播，特别是水生贝类如毛蚶等是甲型肝炎爆发流行的主要传播方式。

3. 甲肝的临床表现有哪些？

甲型肝炎病初，病人会出现畏寒、腹痛、腹泻、消化不良、乏力、食欲减退、恶心、小便颜色加深，有时伴有发热等症状，严重时出现巩膜、皮肤发黄，肝肿大，肝功能异常。初起时往往被误认为感冒，容易被人忽视，延误病情。临床分为显性感染和无临床症状的隐性感染两种类型。成人感染后多表现为显性感染，而儿童或老人感染后易表现为隐性感染。

4. 甲肝如何诊断？

甲肝应根据流行病学、临床表现、实验室检查等进行综合分析。实验室检查：谷丙转氨酶明显升高，血清总胆红素升高，抗 HAV 阳性。

5. 甲肝的易感人群有哪些？

抗 HAV 阴性者均为甲肝易感人群。

6. 甲肝的潜伏期有多久？

甲肝的潜伏期通常为2～6周，平均为4周。

7. 甲肝的治疗原则是什么？

甲肝的治疗以休息、营养为主；辅以适当药物，避免饮酒、疲劳和使用肝损药物。强调早期卧床休息，至症状明显减退，可逐步增加活动，以不感到疲劳为原则。

8. 甲肝的预后如何？

甲肝为自限性疾病，只要及时住院进行隔离治疗，愈后良好，能完全自愈，无慢性化。同时感染或重叠感染其他嗜肝病毒时，病情可加重甚至可以发生重型肝炎。重型肝炎占全部甲肝病例的0.2%～0.4%，病死率高。患过甲肝或隐性感染者，可获得持久的免疫力。

9. 甲肝的危害有哪些？

对肝脏的损伤：这是甲肝的危害中最基本的一项，

甲型肝炎致病机制是肝炎病毒在肝脏复制，造成肝细胞损害。对身体其他器官的侵害：肝炎病毒可侵犯其他部位，如胰、骨髓、甲状腺。甲肝时常在集体单位暴发流行，一旦感染甲肝后必须隔离治疗。患病会给人们身体健康带来危险，还会造成经济损失和精神负担。

10. 如何预防甲肝？

搞好饮水卫生；不吃不干净的食物，不喝生水；讲究餐具茶具卫生；早发现、早隔离、早治疗；及时接种甲肝疫苗。若发现甲肝病人应及时报告当地的疾病预防控制中心采取有效措施隔离传染源，切断传播途径，保护易感人群。

11. 甲肝的中医疗法有哪些？

根据中医辨证论治，热毒者，可予以清热解毒剂，如蒲公英、板蓝根、金银花、金钱草等；湿热者，可加用茵陈、栀子、黄连、黄芩、黄柏及大黄等，或茵栀黄口服液；脾虚者，可用党参、白术、茯苓等，具体应该在专科大夫指导下用药。

（李京涛、常占杰、胡建华）

（二）乙型肝炎

12. 我国是乙肝大国，患病人数具体有多少呢？

目前，在中国约有慢性乙型肝炎病毒（HBV）感染者9300万人，每年约有35万人死于乙肝相关的疾病。

13. 什么是三大抗原？

HBsAg（乙肝表面抗原）由于位于病毒的最表层，为检测病毒存在与否的最敏感的指标。

HBcAg（乙肝核心抗原）作为病毒内壳的主要成分，常常处于外壳的保护下，用目前的技术手段很难被检测到。

HBeAg（e抗原）是乙肝病毒在人体内大量复制时的产物，因此它也成为人体内病毒量大、传染性强的一个象征。

14. 什么是三大抗体？

HBsAg对应的抗体就叫抗-HBs，HBeAg对应抗-HBe，

HBcAg 对应抗-HBc。

15. 抗原和抗体有什么关系?

在人体内，抗原与抗体之间就如同一把钥匙开一把锁的关系一样，一种抗原往往只能对应一种抗体，抗体在人体中除了具有针对性地清除抗原和对抗入侵者的作用之外，也能成为帮助医生找到病毒的重要法宝。

16. 什么是“乙肝两对半”?

“乙肝两对半”也就是乙肝五项：①乙肝表面抗原(HBsAg)；②乙肝表面抗体（抗-HBs)；③乙肝 e 抗原(HBeAg)；④乙肝 e 抗体（抗-HBe)；⑤乙肝核心抗体(抗-HBc)。为什么称两对半呢？因为其中有两对抗原和抗体，而核心抗原在血液中浓度较低，检测不出来，所以就出现了半对。

17. 什么是“乙肝大三阳”?

“乙肝大三阳”是指慢性乙型肝炎患者或者乙肝病毒携

带者体内乙肝病毒的免疫指标，即乙肝表面抗原（HBsAg）、乙肝 e 抗原（HBeAg）、乙肝核心抗体（抗-HBe）三项阳性。这三项指标阳性往往提示体内病毒复制比较活跃，但是否引起了严重的肝细胞损害，还要看肝功能检测情况和患者的自觉症状，也就是说，并非“大三阳”就表示疾病很严重，只是以上三项指标阳性体现病毒在机体内存在时的免疫状态。

18. 什么是“乙肝小三阳”？

“乙肝小三阳”是指慢性乙型肝炎患者或乙肝病毒携带者体内乙肝病毒的免疫学指标，即乙肝表面抗原（HBsAg）、乙肝 e 抗体（抗-HBe）、乙肝核心抗体（抗-HBc）三项阳性。“小三阳”通常是由“大三阳”转变而来，是人体针对 E 抗原产生了一定程度的免疫力。如果肝功异常，乙型肝炎病毒脱氧核糖核酸（HBV-DNA）阳性的“小三阳”是需要积极治疗的，千万不能因自己是“小三阳”而耽误治疗。

19. “大三阳”和“小三阳”的共同点是什么？

HBsAg、抗-HBc 阳性，代表体内存在病毒，而且人体对病毒有反应。

20. “大三阳”和“小三阳”的区别是什么？

“大三阳”的 HBeAg 是阳性的，代表病毒正在人体内大量复制，传染性强；“小三阳”的 HBeAg 阴性，说明病毒的复制并不活跃，因此其传染力弱。

21. 什么是慢性 HBV 携带者？

此类人多为年龄较轻的处于免疫耐受期的 HBsAg、HBeAg 和 HBV-DNA 阳性者，1 年内连续随访 3 次，每次至少间隔 3 个月，均显示血清 ALT 和 AST 在正常范围，HBV-DNA 通常高水平，肝组织检查无病变或病变轻微。

22. 乙肝病毒携带者需要治疗吗？

一般情况下，乙肝病毒携带者不用治疗，平时应注意休息，不要过度劳累，不抽烟喝酒，不吃辛辣刺激食物，多吃高蛋白的食物和水果蔬菜。但要定期检查肝功能，乙肝两对半，肝脏 B 超，HBV-DNA 等，以了解病情变化，确定是否需要治疗。乙肝病毒携带者要多进行户外活动，如散步、踏青、打球、打太极拳等，既能使人气血通畅，促进吐故纳新，强身健体，又可以怡情养肝，达到护肝保健之目的。

23. 乙肝的祸起根源是什么？

乙型病毒性肝炎，简称乙肝，是由乙型肝炎病毒（HBV）感染机体后所引起的疾病。HBV 为嗜肝病毒，主要存在于肝细胞内并损害肝细胞，引起肝细胞炎症、坏死、纤维化。

24. 乙肝的传播途径有哪些？

乙肝的传播途径主要有经血（如不安全注射等）、母婴及性接触传播等。

目前乙型肝炎病毒经血液传播主要包括未经严格消

毒的医疗器械、侵入性诊疗操作、手术、不安全注射、吸毒者共用注射器静脉内注射毒品等。此外，在修足、文身、扎耳环孔的过程中，如果消毒不彻底，也可传播。其他如共用剃须刀和牙刷，医务人员在诊疗工作中被病人血液污染的医疗器具（如注射器）意外刺伤，也可传播。

乙型肝炎病毒不经呼吸道和消化道传播，因此，共同学习、工作或生活接触，如同一办公室工作（包括共用计算机等办公用品），握手，拥抱，同住一个宿舍，同一餐厅内同桌用餐和共用厕所等无血液暴露的接触，一般不会传染。

25. 什么是乙肝疫苗？

乙肝疫苗是用于预防乙肝的特殊药物。疫苗接种后，可刺激免疫系统产生保护性抗体，这种抗体存在于人的体液之中，乙肝病毒一旦出现，抗体会立即作用，将其清除，阻止感染，即使人体具有了预防乙肝的免疫力，达到预防乙肝感染的目的。接种乙肝疫苗是预防乙肝病毒感染的最有效方法。

26. 什么人需要接种乙肝疫苗？

新生儿，其次为婴幼儿，15 岁以下未免疫人群和高危人群（如医务人员、经常接触血液的人员、托幼机构工作人员、接受器官移植患者、经常接受输血或血液制品者、免疫功能低下者、HBsAg 阳性者的家庭成员、有男男同性性行为者、有多个性伴侣者和静脉内注射毒品者等）。

27. 注射了乙肝疫苗就一定会产生抗体吗？

由于婴幼儿和成人的免疫应答敏感性不同，所以有的人打疫苗容易产生抗体，而部分人不会产生抗体。如果注射后没有产生抗体，可以增加注射剂量或针次，但是仍有部分人在多次大剂量注射后仍无法产生抗体，这类人群要避免和传染源密切接触，以防发生感染。

28. 乙肝疫苗可以“一劳永逸”吗？

乙肝疫苗接种后产生的抗体水平会随时间逐渐下降。

接种疫苗后有抗体应答者的保护效果一般至少可持续 12 年。如果不是乙型肝炎高危人群，不需要再接种乙肝疫苗。但如果是高危人群，因他们感染乙型肝炎病毒的危险性较高，当他们血液中乙型肝炎病毒表面抗体转为阴性时，最好再加强一针乙型肝炎疫苗。

29. 注射了乙肝疫苗就一定不会感染上乙肝吗？

（1）乙肝病毒的变异：如果乙肝病毒有亚型变异，那么可以逃避已有的抗体（免疫逃逸），仍然有可能感染乙肝。但这种情况的可能性极小。所以说，注射乙肝疫苗产生抗体不能完全杜绝乙肝的传播，只能是最大限度地进行保护。

（2）乙肝表面抗体滴度：如果有足够浓度的抗体了，那么一般性的接触就可以完全避免感染了。但是乙肝疫苗接种后产生的抗体水平会随时间逐渐下降，有一部分人甚至检测不到乙型肝炎病毒表面抗体，这种情况下还是无法保证安全。

30. 乙肝患者打疫苗有用吗？

乙肝疫苗对乙肝患者及乙肝病毒携带者都无预防效果，无论打多少支乙肝疫苗，都不会产生相应的保护性抗体——乙肝病毒表面抗体，只是浪费疫苗和经费而已。

31. 乙肝患者不能结婚和生育吗？

这些都是错误的观念，携带者和患者都可以像正常人一样生活、工作、结婚、生育，只要在生育前去正规医院检查咨询阻断即可。

32. 什么是母婴传播？

母婴传播指在分娩期间，母亲血液中的病毒感染到了新生儿，使孩子成为乙型肝炎病毒感染者。这是我国慢性乙型肝炎病毒感染的主要原因，但它不是遗传性疾病，可以通过乙型肝炎疫苗和乙型肝炎免疫球蛋白阻断。

33. 母婴传播的途径是什么？

（1）宫内传播：婴儿在母体内通过血液循环而感染乙肝病毒，这种垂直传播方式引起的感染占5%～15%，母婴阻断失败的主要原因是宫内感染。

（2）产时传播：即在分娩时婴儿的皮肤、黏膜擦伤或胎盘剥落时，母亲血液中的病毒通过破裂的胎盘，进入脐带血，而进入新生儿体内。这一过程感染的可能性最大，这种情况也最为多见。羊水和阴道分泌物中也含有病毒，也可以传播乙肝病毒。

（3）水平传播：婴儿与母亲的密切接触也可以传播乙肝病毒。

34. 如何进行母婴阻断？

新生儿出生后主动免疫联合被动免疫。主动免疫：新生儿出生24小时内、1个月、6个月分别注射重组酵母乙肝疫苗10μg。对HBsAg阳性母亲所生新生儿，应在出生24小时内尽早（最好在出生后12小时）注射乙肝免疫球蛋白（HBIg），剂量应≥100IU，同时在不同部位接种10μg重组酵母乙肝疫苗，在1个月和6个月时分别接种第二和第三针乙肝疫苗，可显著提高母婴阻断的效果。

35. “乙肝妈妈”怀孕期间如何治疗？

如果是HBsAg、HBeAg、HBV-DNA阳性，需定期检查肝功能，这点尤为重要。妊娠期的慢性肝炎易发展为慢性重型肝炎，肝硬化的孕妇妊娠期易出现腹水，也可诱发消化道出血，妊娠高血压的情况也往往较重。对于怀孕期间肝功能反复异常，一般的保肝治疗效果不理想，HBV-DNA阳性的孕妇可以考虑用替诺福韦、替比夫定或者拉米夫定进行抗病毒治疗。对于处于免疫耐受期的孕妇，即肝功能正常、HBV-DNA阳性者，如果在妊娠中后期HBV-DNA载量 $>2\times10^{6}$ IU/mL，可考虑于妊娠24～28周给予抗病毒治疗，以降低母婴传播的概率。

36. HBsAg阳性母亲可否正常哺乳？

如果新生儿产后接受了主动+被动的联合免疫措施，

一般产后感染不易发生（包括母乳喂养）。

需要注意的是：①如果母亲乳头皲裂出血，则应停止母乳喂养，改用其他代乳品。②母亲肝功能异常，新生儿口腔溃疡、黏膜损伤的情况下不建议母乳喂养。

37. 乙肝患者肝功能不正常会出现什么症状？

患者会出现明显乏力，全身不适，食欲减退，肝区不适或疼痛、腹胀，或兼有低热。部分患者面色晦暗，巩膜及皮肤黄染，可有蜘蛛痣及肝掌。

38. 乙肝患者为什么会腹胀？

腹胀是乙肝病人常见症状之一。多为上腹胀，少数病人为全腹胀，尤其是饭后更为明显，并有食欲减退等症状。这是由于肝功能受损害，肝脏的解毒功能降低，胆汁和胰液分泌失常，消化功能减退，兼之胃和十二指肠发生炎性病变，造成食物不易消化，停蓄在胃肠里发酵、产气，导致腹胀，重症患者因为有内毒素性鼓胀或腹水，腹胀尤其明显。

39. 乙肝患者为什么会出现发热？

慢性乙肝患者出现低热，体温多在37.5～38℃。是由于肝炎引起的肝细胞坏死，肝功能受到损害，肝脏解毒功能降低，促使人体新陈代谢发生改变，且代谢物不能及时被清除，刺激体温调节中枢而引起的。此外，病人应用抗病毒药物，如干扰素，也可引起发热。

40. 乙肝患者为什么会感觉疲劳乏力？

乙肝患者常感疲乏无力。程度有轻重之不同，轻者懒言少动，重者全身乏力。除了肝炎病毒引起的病毒血症之外，还有就是因为患者食欲不振，厌油腻、恶心、呕吐等，导致摄入减少，加上肝炎消耗增多，使体内某些营养素缺乏，尤其是维生素B族及E等的缺乏，以致疲乏无力。

41. 乙肝还会引起其他系统的损害吗？

乙型肝炎病毒入侵机体后，并不直接引发肝脏细胞的损伤，只是引起人体防御系统产生免疫反应，造成肝细胞的损害、坏死。免疫反应的强弱决定肝脏受损程度及临床病状轻重。在这场由病毒引起的、免疫系统对肝脏细胞的战争中，肝脏的伤害由此加重。但乙型肝炎的危害绝不仅限于肝脏本身，它还可引起其他多种疾病。常见的有：糖尿病、胆道感染、乙肝相关性肾炎、溶血性贫血、再生障碍性贫血、心肌炎和心包炎、结节性多动脉炎、激素代谢失调等。

42. 肝功能正常，乙肝就不会发展成肝硬化吗？

是否会得肝硬化要分两种情况：

（1）乙肝病毒携带者：对于乙肝病毒携带者，这类患者只是乙肝病毒的宿主，他们的肝脏并没有明显损伤或损伤很轻微，肝功能正常的乙肝病毒携带者也有可能是终身的病毒携带者而不发展成肝硬化。

（2）肝脏有一定损伤的患者：由于肝脏的代偿能力很强，肝损伤在一定程度内是不会引起明显的自觉症状或肝功能异常的。但由于这类患者的肝脏不断有损伤，又不断有纤维再生，就有发展成肝硬化的可能。

43. 去除乙肝病毒的可能性有多大？

由于乙肝病毒的持续复制，目前完全清除乙肝病毒确实有很大的难度，治疗乙肝的药物非常多，主张患者一定要在医生的指导下用药，千万不要根据广告去吃药，这样不仅得不到好的治疗，甚至还会引起肝脏的炎症，加重对肝脏的损害。

44. 乙肝最佳治疗时期是什么？

抗病毒治疗的最佳时期就是在肝脏有炎症（转氨酶高）时，此时反映机体的免疫对病毒有一定的作用，这时应用一些抗病毒的药物疗效就会非常好。如果肝脏处于一个很稳定的状态，这时用抗病毒药物效果确实不理想。总之，什么时候需要治疗，需要到医院多进行检查，在医生指导下进行用药。

45. 长期携带乙肝病毒是否会发展为肝硬化或肝癌？有什么预防方法？

乙肝病毒携带者很有可能转为慢性肝炎，最后发展成为肝硬化。预防的方法很重要的一点就是定期复查。慢性肝炎患者只有20%，甚至不到20%会发展成为肝硬化。肝硬化患者形成肝癌的发生率也不超过20%，为10%～15%。

46. 慢性乙肝患者的治疗原则是什么？

慢性乙肝治疗原则主要包括抗病毒、免疫调节、抗炎保肝、抗纤维化和对症治疗，其中抗病毒治疗是关键，只要有适应证，且条件允许，就应进行规范的抗病毒治疗。另外慢性乙肝的治疗需注意：三分药治，七分调理；需有战胜病魔的信心及意志，精神愉快，生活规律，合理饮食，不宜过度营养引起肥胖；除黄疸或转氨酶显著升高需要卧床休息外，应适量活动，动静结合。

47. 慢性乙肝患者的用药原则是什么？

①用药不宜过多过杂，很多药物经过肝脏解毒，用药过多过杂会增加肝脏负担，对肝病不利。②根据慢性乙肝病人的具体情况，针对性用药。乙型肝炎病毒复制明显的病人酌用抗病毒药物；有免疫功能紊乱的用调整免疫功能的药物；有肝细胞损伤的用保护肝细胞的药物；有肝脏微循环障碍的用改善微循环的药物。中医在我国历史悠久，其精髓在于辨证论治。通过辨证论治，可改善慢性乙肝病人的临床症状，提高他们的体质，增强抗病能力，促进免疫系统清除病毒，促进疾病恢复。③用药过程中注意休息、营养。休息和营养是肝病患者的主要治疗手段。在保证休息、营养的基础上才可能发挥药物作用。

48. 怕用药伤身而只保肝，对吗？

不少乙肝患者，不论自己病情轻重，总喜欢长年累月吃点“保肝药”，自认为既然是保肝药，长期坚持服用有益无害。其实不然，如果保肝药使用不当，例如不对症、疗程过长、剂量偏大都会有害无益。“保肝药”实际是各种肝病的通用药物，主要起辅助治疗作用，并非根本性治疗措施。如果仅仅是一个乙肝病毒携带者，使用这些药物就不合适了。护肝降酶的药物虽使转氨酶下降的速度比较快，但是无法有效抑制患者体内的乙肝病毒，可谓治标不治本。乙肝治疗要治本，抗病毒治疗是关键。

49. 怕耐药，拒绝抗病毒治疗对吗？

不少慢性乙肝患者担心体内乙肝病毒耐药变异后，以前的治疗就白费了。因此，很多人都不愿意进行抗病毒治疗。其实这是一种错误的观点。乙肝患者应该认识到，即使发生耐药，疾病进展速度也会降低，因为患者一开始受益了。即使耐药，其治疗效果依然明显高于不治疗的效果，依然可降低肝硬化、肝癌发生率。乙肝患者通过坚持随访，医生能够尽早发现耐药端倪，尽早有效预防和管理耐药。目前对于耐药管理，加药优于换药，或换另外一种方案。慢性乙肝治疗是场持久战，不能求胜心切，否则欲速则不达。

50. 抗病毒药物有哪些？

目前公认的乙肝抗病毒药物一共有两大类，分别是干扰素类（普通干扰素、长效干扰素）和核苷类（拉米夫定、替比夫定、阿德福韦、恩替卡韦、替诺福等韦）。

51. 如何预防乙肝？

①控制传染源：对急性乙肝患者应进行隔离治疗。慢性乙肝患者和乙肝携带者不得献血；现症感染者不能从事饮食业、幼托机构等工作。②切断传播途径：养成良好的个人卫生习惯，接触病人后要用肥皂和流动水洗手；严格执行消毒制度；提倡使用一次性注射用具，对血制品应做 HBsAg 检测，防止医源性传播。③保护易感人群：接种乙肝疫苗是预防 HBV 感染最有效的方法。易感者均可接种，接种对象主要是新生儿，同时，与 HBV 感染者密切接触者、医务工作者、同性恋者等高危人群和从事幼托教育、食品加工、饮食服务等职业的人群均应接种乙肝疫苗，并定期复查抗体。

52. 乙肝患者日常保健需注意什么？

①肝功能（血清转氨酶）正常3个月以上者，可逐渐从事较轻工作，然后逐渐增加工作量，直至恢复原工作。②慢性乙肝患者机体免疫功能低下，极易被各种病毒、细菌等致病因子感染，这样会使本来已经静止或趋于痊愈的病情再度活动和恶化。患者在饮食起居、个人卫生等方面都应加倍小心，要适当锻炼，根据天气、温度变化随时增减衣服，预防感冒和各种感染。③慢性乙肝患者可定期复查肝功能、乙肝两对半、甲胎蛋白等。

53. 乙肝患者的日常饮食需要注意什么？

①忌“酒”。酒是肝病患者之大忌。②饮食多样化，不要偏食。③宜多食温和、松软、易消化的食物，并保持清淡，以蔬菜、水果、豆类、鱼类为主。④脂肪并不像有些人所认识的那样一无是处，但不宜多。⑤“糖”不要摄入过多。⑥不要吃“垃圾食物”。所谓“垃圾食物”，是指那些高脂、高糖、低维生素、高化学添加剂的

食品。

54. 症状消失或好转后抗病毒药就可以停药吗?

这是坚决不可以的，抗病毒是个长期缓慢的过程，停药必须在医生指导下进行。否则很容易造成疾病的反复和加重。

55. 乙肝患者的心理护理重要吗?

情绪上的波动常通过神经内分泌系统的作用影响肝病的康复。一般认为，肝病患者应该从思想上正确对待，情绪上保持乐观，心胸开阔，精神上力排消极因素，这样还能促进免疫机制的增强，有利于病体的康复。乐观情绪是机体内环境稳定的基础，保持内环境的稳定是肝病患者自身精神治疗的要旨。

56. 中药治疗乙肝好不好?

在治疗乙肝时，中药、西药各有所长，运用得当就好。中药治疗乙肝能改善临床症状，也可消除或缓解肝细胞炎症，使黄疸消退，减轻或控制肝纤维化，改善乙肝患者的长期预后。但中药需在医生指导下服用，不可盲目听从广告或迷信。

（包剑锋、过建春、胡建华）

（三）丙型肝炎

57. 什么是丙肝？

丙型病毒性肝炎，是一种由丙型肝炎病毒（HCV）感染引起的病毒性肝炎。

58. 丙肝的流行特点是什么？

丙型肝炎呈全球性流行，不同性别、年龄、种族的人群均对 HCV 易感。据世界卫生组织统计，全球 HCV 的感染率约为 2.8%，约 1.85 亿人感染 HCV，每年因 HCV 感染导致的死亡病例约 35 万例。但是，由于 HCV 感染具有隐匿性，多数感染者并不知道已感染 HCV，因此，全球确切的慢性丙型肝炎发病率尚不清楚。2006 年全国血清流行病学调查显示，我国 1～19 岁人群抗 HCV 流行率为 0.43%，在全球范围内属 HCV 低流行地区，由此推算，我国一般人群 HCV 感染者约 560 万，如加上高

危人群和高发地区的 HCV 感染者，约 1000 万例。全国各地抗 HCV 阳性率有一定差异，以长江为界，北方（0.35%）高于南方（0.29%）。抗 HCV 阳性率随年龄增长而逐渐上升，男女间无明显差异。

59. 丙肝的传播途径是什么？

HCV 传播途径主要有三种：①血液传播，包括经输血和血制品、单采血浆还输血细胞传播；经破损的皮肤和黏膜传播；②性传播；③母婴传播等。接吻、拥抱、喷嚏、咳嗽、食物、饮水、共用餐具和水杯、无皮肤破损及其他无血液暴露的接触一般不传播 HCV。

60. 丙肝如何预防？

目前尚无有效的预防性丙型肝炎疫苗可供使用，丙型肝炎的预防主要采取以下措施：严格筛选献血员、预防经皮肤和黏膜传播、预防性接触传播、预防母婴传播、对高危人群筛查等。

61. 急性丙型肝炎如何诊断？

（1）流行病学史：有明确的就诊前 6 个月以内的流行病学史，如输血史、应用血液制品史或明确的 HCV 暴露史。

（2）临床表现：可有全身乏力、食欲减退、恶心和右季肋部疼痛等，少数伴低热，轻度肝肿大，部分患者可出现脾肿大，少数患者可出现黄疸，部分患者无明显症状，表现为隐匿性感染。

（3）实验室检查：丙氨酸转氨酶（ALT）可呈轻度和中度升高，也可在正常范围之内，有明确的 6 个月以内抗 HCV 和（或）HCV-RNA 检测阳性结果的检测史。HCV-RNA 可在 ALT 恢复正常前转阴，但也有 ALT 恢复正常而 HCV-RNA 持续阳性者。

有上述(1)＋(2)＋(3)或(2)＋(3)者可诊断。

62. 慢性丙型肝炎如何诊断？

（1）诊断依据：HCV 感染超过 6 个月，或有 6 个月

以前的流行病学史，或发病日期不明，抗 HCV 及 HCV-RNA 阳性，肝脏组织病理学检查符合慢性肝炎，或根据症状、体征、实验室及影像学检查结果综合分析，亦可诊断。

（2）慢性丙型肝炎的肝外表现：肝外临床表现或综合征可能是机体异常免疫反应所致，包括类风湿性关节炎、眼口干燥综合征、扁平苔藓、肾小球肾炎、混合型冷球蛋白血症、B 细胞淋巴瘤和迟发性皮肤卟啉症等。

63. 丙型肝炎的治疗目标是什么？

抗病毒治疗的目标是清除 HCV，获得治愈，清除或减轻 HCV 相关肝损伤，逆转肝纤维化，阻止进展为肝硬化、失代偿期肝硬化、肝功能衰竭或肝癌，提高患者的长期生存率与生活质量，预防 HCV 传播。

64. 抗病毒治疗的药物有哪些？

（1）聚乙二醇化干扰素联合利巴韦林方案（PR 方案）：PR 方案可应用于所有基因型 HCV 现症感染，同时

无治疗禁忌证的患者。

（2）直接抗病毒药物（DAAs）治疗的适应证：DAAs 在多个国家已有多种药物获批上市，部分 DAAs 在我国已获批准，大部分药物尚处于临床试验阶段，但不久将获批应用于临床。以 DAA 为基础的抗病毒方案包括 1 个 DAA 联合 PR，DAAs 联合利巴韦林（RBV），以及不同 DAA 联合或复合制剂。除了部分 DAAs 将失代偿肝硬化列为禁忌证外，目前的临床研究暂未有关于 DAAs 绝对禁忌证的报道，上述 DAAs 的三种方案基本可以涵盖所有类型的 HCV 现症感染者的治疗。这些含 DAAs 的方案尤其适用于 PR 治疗后复发或是对 PR 应答不佳的患者。初治患者也可考虑使用含 DAAs 的方案，以缩短疗程，提高耐受性和持续病毒学应答率（SVR），当患者有干扰素（IFN）治疗禁忌证时，可考虑使用无 IFN 方案；当患者有 RBV 禁忌证时，可考虑使用不同 DAAs 联合或复合制剂。不同类型 DAAs 有不同的联合方案，DAA 与不同药物联合后适用的感染人群受病毒基因型限制，有的适用于所有基因型，有的仅适用于部分基因型。

65. 有哪些人群需要治疗？

所有 HCV-RNA 阳性的患者，只要有治疗意愿，且无治疗禁忌证，均应接受抗病毒治疗。

66. 儿童丙肝患者如何治疗？

目前被批准的儿童抗病毒药物有普通 IFN-α 或聚乙二醇干扰素-α（PegIFN-α），适合 2 岁以上的儿童。目前，DAAs 均未做儿童的临床研究，尚无儿童用药指征。

67. 丙肝肝硬化患者如何进行抗病毒治疗？

代偿期肝硬化（Child-Pugh A 级），根据不同基因型应用标准剂量 PegIFN-α 联合 RBV 的治疗方案，疗程 48～72 周；PegIFN-α + Sofosbuvir（索菲布韦）+ RBV，疗程 12～24 周；Sofosbuvir（索菲布韦）+ Daclatasvir（达卡他韦），疗程 12～24 周，优先推荐无 INF 的治疗方案。

失代偿期肝硬化（Child-Pugh B/C 级），选择无 INF 和无 RBV 的 DAAs 治疗方案。

68. 丙型肝炎患者如何进行随访？

对于未治疗或治疗失败的患者，以无创诊断方式每年复查、评价一次肝纤维化的进展情况；对于有肝硬化基础的患者，无论是否获得SVR（持续病毒学应答），每6个月复查一次腹部超声和甲胎蛋白。

69. 中医药对丙肝的治疗有何特点？

中医对于慢性丙型肝炎的记载，散见于“疫毒”“黄疸”“胁痛”“积聚”“鼓胀”等病症中。近年来，诸多医家根据自己对慢性丙型肝炎研究观察的结果，从不同的角度对慢性丙型肝炎进行认识。丙型肝炎多为疫毒之邪经血或不洁注射直中血分，伏藏体内。从脏腑辨证来看，慢性丙型肝炎的病位在肝，与脾、胃、肾关系密切，其病理特点主要为疫毒外侵，正气亏虚，毒瘀互结，其病理性质则为邪实正虚。中医辨证论治是中医的治疗特色，2004年中国中医药学会内科肝病专业委员会制定了《病毒性肝炎中医辨证标准（试行）》，将丙肝分为肝郁脾虚、湿热中阻、瘀血阻络、肝肾阴虚、脾肾阳虚五型。然而慢性丙型肝炎的分型多根据各家经验和体会而定，主观性大，各有侧重。治疗根据辨证分型不同而各异，如脾虚者健脾，如党参、白术、茯苓等；血瘀者活血，如丹参、赤芍等；阴虚者滋阴，如枸杞子、麦冬等；阳虚者温阳，如桂枝、肉苁蓉之属。具体应该在专科大夫指导下用药。

（李京涛、常占杰、胡建华）

（四）戊型肝炎

70. 什么是戊肝？

戊肝为戊型肝炎病毒（HEV）感染引起的急性传染病。发病时间为12月份至次年5月份，6月份至11月份发病人数较少。

71. 戊肝的传播途径有哪些？

主要通过粪-口途径传播，散发病例多由食用不洁食物及饮品引起，暴发流行均由粪便污染水源所致。

72. 戊肝的易感人群有哪些？

易感人群为抗HEV阴性者，主要见于青壮年人及中老年人。人类对HEV普遍易感，以隐性感染为主，原有HBV感染者或晚期孕妇感染HEV后病死率高。

73. 戊肝的临床表现有哪些？

一般起病急，黄疸多见。半数有发热，伴有乏力、恶心、呕吐、肝区痛。约1/3有关节痛。常见胆汁淤积，如皮肤瘙痒、大便色变浅（较甲型肝炎明显）。多数肝大，脾大较少见。

74. 戊肝的诊断依据是什么？

应根据临床表现、肝功能检查，参考流行病学资料，排除HAV、HBV、HCV感染和其他原因引起的急性肝损害。血清中抗-HEV IgM阳性，为确诊急性戊型肝炎的指标。

75. 戊肝的潜伏期有多久？

通常为2~9周，平均6周。

76. 戊肝的治疗原则是什么？

以一般治疗和对症支持治疗为主；急性期应进行隔

离，症状明显及有黄疸者应卧床休息；恢复期可适当增加活动量，但要避免过劳，肝功能正常1~3个月后可恢复正常工作。

77. 戊肝的预后如何？

戊肝有自限性，一般可以自愈。多数病人黄疸于2周后消退，病程持续6~8周，较少发展为慢性。孕妇感染戊型肝炎病毒后一般病情较重，易发生肝功能衰竭，尤其妊娠晚期病死率高。乙型肝炎合并戊型肝炎者一般病情也较重，易发展为急性重型肝炎，预后较差。

78. 戊肝的预防措施有哪些？

大力开展宣传教育，搞好环境卫生、饮食卫生，切断传播途径。对病人要实施隔离，从发病日起隔离3周，对其排出的粪便、分泌物要做好消毒；对接触者要严密观察45天。流行期间要做好消毒工作，管好饮用水源，不饮生水。注意饮食卫生，消灭苍蝇。及时接种戊肝疫苗。

79. 戊肝的中医治疗有何特点？

可根据患者的症状、舌脉进行辨证论治，随症加减。中医讲："见肝之病，知肝传脾，当先实脾。"应从脾胃论治，可根据四君子汤随证化裁：如黄疸者可使用茵陈、大黄、栀子等药物；伴有乏力可加人参、黄芪、灵芝等；若有口干、口苦可加少量黄芩、柴胡等；伴有胁肋部不适可用青皮、砂仁、延胡索等。具体用药应在专科大夫指导下进行。

（李京涛、常占杰、胡建华）

二、脂肪肝

80. 什么是脂肪肝？

脂肪肝是指由于各种原因引起的肝细胞内脂肪堆积过多的病变。正常肝内脂肪占肝重的3%～4%，如果脂肪含量超过肝重的5%即为脂肪肝，严重者脂肪量可达40%～50%，脂肪肝的脂类主要是甘油三酯。

81. 脂肪肝的临床常见类型有哪些？

脂肪肝一般可分为急性和慢性两种。急性脂肪肝类似于急性、亚急性病毒性肝炎，比较少见，症状表现为疲劳、恶心、呕吐和不同程度的黄疸，并可短期内发生肝昏迷和肾衰，严重者可在数小时内死于并发症；如果及时治疗，病情可在短期内迅速好转。慢性脂肪肝较为常见，起病缓慢、隐匿，病程漫长。早期没有明显的临床症状，一般是在做 B 超时偶然发现，部分病人可出现食欲减退、恶心、乏力、肝区疼痛、腹胀，以及右上腹胀满和压迫感等症状。

82. 根据发病原因，脂肪肝可分为哪几类？

根据发病原因，脂肪肝分为药物性脂肪肝、肥胖性脂肪肝、糖尿病性脂肪肝、酒精性脂肪肝、营养失调性脂肪肝、妊娠急性脂肪肝等。

83. 脂肪肝预示哪五种危险？

①肝脏代谢异常；②肝脏功能受到了一定的损害；③存在慢性肝纤维化和肝硬化的可能；④全身各组织器官的功能衰退；⑤寿命缩短。

84. 脂肪肝有哪些危害？

脂肪肝除了会导致肝细胞的功能性障碍和坏死，进而形成肝纤维化、肝硬化、肝癌、肝功能衰竭以外，它的危害还涉及以下几个方面：

（1）促进动脉粥样硬化的形成：脂肪肝患者常伴有高脂血症，血液黏稠度增加，血管硬化，最终导致血液循环障碍，血管破裂，危及生命。

（2）诱发或加重高血压、冠心病，容易导致心肌梗塞等严重后果。

（3）诱发或加重糖尿病：脂肪肝与糖尿病常合并存在，两者兼有将加速病情发展。肥胖者发现脂肪肝常提示为恶性肥胖，常与糖耐量异常、高脂血症和高血压等合并存在，被称为“代谢综合征”。这类患者极易合并致命性心脑血管疾病。

（4）乙肝、丙肝合并脂肪肝会加快慢性肝炎向肝纤维化和肝硬化的发展。

（5）脂肪肝的其他危害还包括：影响消化功能，使脂类的吸收发生障碍，能量代谢紊乱；降低机体免疫功能；出现消化不良、食欲减退、腹泻等消化道症状；鼻衄、牙龈出血；女性月经不调或闭经，男性乳房发育及性功能减退等；还常影响胆囊的功能，伴发慢性胆囊炎、胆石症等。

85. 脂肪肝是否传染？

脂肪肝不传染。

86. 营养不良的人为何也会得脂肪肝？

营养不良性脂肪肝，又称营养缺乏性脂肪肝，主要由热能供应不足，以及蛋白质供应低下或吸收不良所引起。常见于长时间的饥饿、人为节食、神经性厌食、肠道病变所致的吸收不良等，在这种情况下，似与葡萄糖利用不足、肾上腺皮质素分泌增多和交感神经活动增强有关。此时脂肪动员增加，大量脂肪酸从脂肪组织释放进入肝脏，再加上氨基酸、胆碱和必需的脂肪酸缺乏，均能影响蛋白质的合成，从而使肝内脂肪蓄积而引起脂肪肝。

87. 茶叶对脂肪肝有何治疗作用？

医学专家认为，饮茶对健康有益，茶中又以绿茶为最佳。中老年人经常饮淡茶对防治高脂血症、脂肪肝，预防心脑血管疾病，如冠心病、高血压病等均有较好的作用。所以说茶叶是脂肪肝患者的益友。

88. 脂肪肝患者能否食用蜂蜜？

可以，适量食用蜂蜜不会对肝脏造成伤害。

89. 高脂血症并发脂肪肝患者如何进行体育锻炼？

对高脂血症并发脂肪肝的患者来说，在进行体育锻炼前必须进行全面的体格检查。运动量的大小不以发生主观症状（如心悸、呼吸困难等）为原则。然而，轻微而短暂的运动，对高脂血症、低高密度脂蛋白血症，以及脂肪肝、肥胖症患者不能达到治疗的目的。只有达到一定运动量，才能对血清脂质产生有益的作用并控制或减轻脂肪肝、肥胖症患者的体重。运动方式则要选择有氧运动，例如轻快的散步、慢跑、游泳、骑自行车和打网球或保龄球等。

90. 防治脂肪肝为何要控制体重？

现代医学研究与流行病学调查资料表明，单纯性脂肪肝多由肥胖症、高脂血症引起或并发，在脂肪肝患者中占50%以上。对于脂肪肝、肥胖症、高脂血症患者来说，减肥不等于单纯地减体重，减肥的要点首先应当减脂。

91. 脂肪肝的流行情况如何？

上海有关学者调查了3个人群共计11372人，体检发现脂肪肝流行率以机关职工最高（12.09%），其次为饮食服务人员（9.44%），工人最低（7.11%），差异有高度显著性（$P<0.01$）。

92. 脂肪肝如何进行诊断？

随着各种影像学检测技术的发展，单纯依赖影像学技术（B超、CT等）即可做出脂肪肝的诊断。进一步的血液学实验室检查有助于判断脂肪肝的病因及其是否合并肝功能损害（脂肪性肝炎）、肝纤维化等，对于急性脂肪肝则可明确有无多脏器功能不全的征象。但是准确判断脂肪肝的病期以及明确脂肪肝的少见病因，仍需依靠肝活检组织学检查。

93. 脂肪肝的临床表现有哪些？

无特异性；可无任何症状。有时可出现肝区隐痛、腹胀、疲乏无力、纳差等症状。临床检查多表现肝脏轻到中度的肿大。

94. 脂肪肝如何预防？

防治脂肪肝的一般原则是加强健康教育，改变不良生活习惯。“白领”的脂肪肝流行率较高，可能与白领的生活水平相对较高，体力消耗又相对较少，且常有过量摄食、进零食、吃夜宵等不规律的饮食方式有关。良好的生活习惯包括：合理膳食、少饮酒、有规律作息和经常锻炼。

95. 哪些因素可以引起脂肪肝？

（1）饮食因素：首先长期营养不良、饥饿或长期食用含有高脂肪、高胆固醇的食物（如肥肉、蛋黄、奶油、

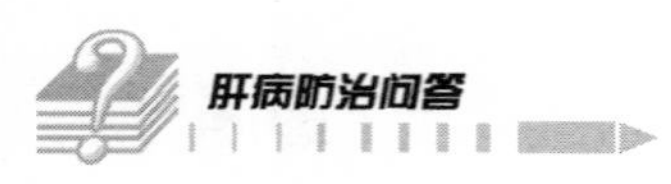

巧克力等）是形成脂肪肝的重要原因。另外还要强调一点，许多肝病或其他慢性病的患者，一旦病程处于静止期，则不加节制地增加营养及高热量饮食，或长期持续静脉点滴高浓度葡萄糖，会造成营养过剩，体重增加，最终导致脂肪肝。

（2）长期大量饮酒：在酒精的作用下可使肝内脂肪代谢发生障碍，脂肪细胞堆积，发生“慢性酒精中毒性脂肪肝”。

（3）肥胖：约半数肥胖患者可见有轻度脂肪肝；在重度肥胖症患者中，脂肪肝的发病率可高达60%～90%。可见肥胖患者有明显的脂肪肝好发倾向。

（4）药物或化学毒物：如类固醇激素、生长激素、水杨酸制剂（如阿司匹林）、某些镇静安眠药，工业或实验室常用的苯、砷、酒精、碘仿、四氯化碳、锑等均易诱发脂肪肝。

（5）感染：如结核病，慢性溃疡性结肠炎，慢性支气管炎，慢性肝、胆、肾脏疾病常可伴发脂肪肝。

（6）内分泌疾病：糖尿病、脑垂体前叶及甲状腺功能亢进症等，尤其是糖尿病患者中，其脂肪肝的发病率达20% ~80%（平均50%），而脂肪肝病人中有糖尿病者也占4% ~46%（平均25%）。

（7）慢性缺氧：如重度贫血、心血管及呼吸系统疾病及高空、高原作业等，常常因为严重缺氧，影响肝脏的脂肪代谢功能，从而发生脂肪肝。

（8）其他：不爱运动、长期坐着工作的人也可能发生脂肪肝。

96. 病毒性肝炎可以合并脂肪肝吗？

病毒性肝炎是可以合并脂肪肝的，有人分析87例病毒性肝炎合并脂肪肝病例，发现各型肝炎均可合并脂肪肝，其中慢性肝炎最多占86.2%（75/87），急性肝炎占5.7%（5/87），亚急性重型肝炎占3.4%（3/87），肝炎后肝硬化占4.6%（4/87）。合并脂肪肝的原因主要有以下几点因素：

（1）急性期肝炎患者食欲下降，引起蛋白质和热量不足，致肝细胞营养不良，造成营养不良性脂肪肝。

（2）肝细胞的变性：肝炎时由于肝细胞受损，使肝细胞内的脂肪分解与氧化功能降低，使中性脂肪堆积在肝细胞而致脂肪肝。

（3）肝炎恢复期，由于进食多而活动量又相对少，使剩余热量以脂肪形式蓄积而发生肥胖性脂肪肝。

97. 吃太少也会得脂肪肝吗？

肝内脂肪堆积的程度与体重成正比，虽然肥胖人群出现概率相对较高，但导致脂肪肝的原因很多，酒精、药物、糖尿病，甚至吃得太少都会引起脂肪肝。脂肪肝分为肥胖性脂肪肝、酒精性脂肪肝、快速减肥性脂肪肝、营养不良性脂肪肝等。后两种都是因为吃得太少所致。

98. 吃太少引起脂肪肝的主要原因有哪些？

（1）进食太少，机体无法获得足够的葡萄糖和燃烧各种脂肪时所需的氧化酶类，这时机体就不得不调动储存在身体其他部位的脂肪、蛋白质转化为葡萄糖。而这些脂肪、蛋白质是要通过肝脏来转化的，这就让大量脂肪趁机进入了肝脏。

（2）脂代谢所需的脂蛋白合成离不开胆碱、蛋白质和必需脂肪酸，摄食过少难以合成脂蛋白，就会影响肝脏的脂代谢，从而导致脂肪大量沉积在肝脏，形成脂肪肝。

（3）吃得过少会造成糖、脂肪、蛋白质、矿物质和纤维素的摄入不足，机体因此产生代偿，使糖、蛋白质等都转化为脂肪，堆积到肝脏。

远离肥胖固然重要，但不能以伤害肝脏为代价。提醒大家平时注意均衡饮食，让机体获得足够的营养。即便需要减肥的人也不要急于求成，不能妄想通过短期苛刻的节食达到目标，如发现患上脂肪肝要及时调理，积极锻炼，均衡饮食。

99. 针灸、按摩能治疗脂肪肝吗？

可采取按摩疗法或针刺疗法刺激穴位，以达到辅助治疗脂肪肝或预防脂肪肝的目的。

100. 脂肪肝的脂肪分布类型有哪几种？

弥漫性脂肪肝、局灶性脂肪肝、弥漫性脂肪肝伴正常肝岛。

101. 代谢综合征常见症状有哪些?

腹型肥胖、血脂异常、血压升高和高血糖。

102. 非酒精性脂肪肝的肝外表现有哪些?

2 型糖尿病、心脑血管疾病、胆石症、慢性肾病、恶性肿瘤。

103. 诊断肝病的金标准是什么?

肝活检病理学检查。

104. 非酒精性脂肪性肝病的治疗原则是什么?

控制体重、限制饮酒、防治糖尿病、调整血脂、控制血压、保肝抗炎、防治其他肝病和并发症。

105. 儿童脂肪肝的治疗原则是什么?

生活方式干预为主、药物治疗为辅。

106. 哪五类脂肪肝患者不宜运动？

合并严重疾病；合并频发室性早搏、心房颤动等；全身消耗性疾病；因药物、酒精、毒物导致肝脂肪变者；急性脂肪肝患者。

107. 纠正不良饮食行为的方法有哪些？

厌恶训练、转移训练、放慢进食速度、减少进食量、专心吃饭、用低热量食品代替高热量食品等。

108. 常用治疗脂肪肝的中药有哪些？

白芍、白术、槟榔、柴胡、车前草、川芎、大黄、丹参、泽泻、山楂、决明子、绞股蓝等。

109. 针刺疗法对脂肪肝有何作用？

调节神经系统、调节内分泌、调节脂质代谢。

110. 常用于治疗脂肪肝的药物有哪些？

减少肝脏脂肪沉积的药物、抗氧化剂、改善胰岛素抵抗的药物。

111. 脂肪肝会引起肝硬化吗？

如果脂肪肝持续进展，可发展至脂肪性肝炎、脂肪性肝纤维化，进而发展成肝硬化。

112. 脂肪肝患者需要远离肉类吗？

很多人被查出有脂肪肝后，忧心不已，只要跟肉类有关的食物统统“再见”了。其实，得了脂肪肝并不意味着不可以吃肉，但要限制肥肉、肉皮的食用，可以适当选用鱼肉、兔肉及煮过的瘦猪肉、牛肉、鸡肉等。

113. 肥胖性脂肪肝患者吃水果多多益善吗？

水果富含水分、维生素、纤维素和矿物质，经常食用无疑有益健康。然而，水果的食用并非越多越好。由于水果含有一定的糖类，长期过多进食可导致血糖、血脂升高，甚至诱发肥胖，因此肥胖、糖尿病、高脂血症和脂肪肝患者不宜多吃水果。

当前我们应时刻考虑膳食热量过剩可能对健康带来的危害，应尽可能选用苹果、梨等含糖量低的水果，且量不能太多，必要时可以萝卜、黄瓜、西红柿等蔬菜代替水果；尽量在餐前或两餐之间饥饿时进食水果，以减少正餐进食量。

114. 脂肪肝根本不可能治愈吗？

临床上，很多脂肪肝患者曾长期就诊于多家医院，尝试了不少药物，但就是不见好转，因而悲观地以为脂肪肝不可能治愈。

事实上，单纯性脂肪肝如能及时去除病因和控制原发疾病，肝内脂肪沉淀在数月内就可完全消退。例如，酒精性脂肪肝戒酒绝对有效；多数药物和毒物性脂肪肝，在及时停药或脱离有毒工作环境后亦可康复；营养不良性脂肪肝在补充热量和蛋白质后即可好转；而肥胖性脂肪肝如能有效控制体重和减少腰围则肝内脂肪沉淀亦可很快消退。但是如果单纯性脂肪肝已进展为脂肪性肝炎，则病变完全康复常需半年乃至数年以上，少数患者即使去除病因仍可进展为不可逆转的肝硬化。因此，应加强脂肪肝的早期诊治，部分脂肪肝患者难以康复的原因可能是治疗不及时或治疗方法不当及疗程不够长。

115. 治疗脂肪肝主要依靠保肝药物吗？

很多患者经常辗转于各大医院或药房寻求治疗脂肪肝的特效药物，事实上至今国内外尚未发现治疗脂肪肝的灵丹妙药，而防治肥胖性脂肪肝，经过合理节食、锻炼等措施比保肝药物治疗更为重要，特别是单纯性肥胖性脂肪肝。关于伴有转氨酶升高的非酒精性脂肪性肝炎，减肥则是确保保肝药物起效的重要条件。过去大家都比较轻视减肥，连很多临床医生亦错误地以为不需用药就是不需要治疗。其实，在脂肪肝的综合治疗中，保肝药物仅仅是一种辅助治疗措施，主要用于伴有转氨酶升高的脂肪性肝炎患者，是一个短期的强化行为；而需要病人长期高度重视和调整的，是饮食、运动和不良行为的修正。这些非药物治疗措施要贯彻终身，否则脂肪肝就是治好了也会复发。因此，脂肪肝病人一定要了解主动参与治疗的重要性，力争找出并纠正自己不良的饮食和生活习惯，千万不要以为单纯依靠花钱买药就可求得健康。

116. 脂肪肝伴有转氨酶升高需服用降酶药物吗？

以往人们经常误以为血清转氨酶升高就是肝炎，而肝炎则都是有传染性的。只要转氨酶降至正常，那么即使是肝炎也不用害怕。为此，一旦发现转氨酶升高，往往就急于应用药物使转氨酶降至正常，殊不知这种做法只是自欺欺人，甚至会掩盖病情并放松实施基础治疗而易导致肝病恶化。流行病学调查表明，有脂肪肝的成人或是儿童，健康体检发现的转氨酶升高主要与肥胖和脂肪肝有关，而并无传染性。在 3 ~ 6 个月内体重下降 5% ~ 10%，就可使肥胖性脂肪肝患者的血清转氨酶降至正常水平。所以针对这种情况，调节饮食，控制体重是最主要的措施，如转氨酶明显升高可适当辅以保肝药物。

117. 脂肪肝伴有转氨酶升高不能多活动吗？

临床上，大约10%的非酒精性脂肪性肝病患者存在血清转氨酶升高，这种情况与急性肝炎不同，非酒精性脂肪性肝炎无须休息和加强营养，亦不需采取相关消毒和隔离措施。然而，无论是临床医生还是家属往往要求患者少活动，多休息，结果患者体重和腰围有增无减，血清转氨酶异常和脂肪肝持续存在。流行病学调查表明，肥胖性脂肪肝伴有转氨酶升高与饮食结构西化和多坐少动的生活方式关系紧密，而在控制饮食的同时，每周坚持150分钟以上中等量的有氧运动是最为有效的治疗措施。因此，脂肪肝伴有转氨酶升高的患者非但不要加强休息，反而需要适当增加锻炼。脂肪肝患者最好的锻炼是大步快走，每次至少3千米，每周5次以上。

118. 有了脂肪肝就得服用降血脂药物吗？

高脂血症与脂肪肝关系紧密，但两者之间通常并非因果关系。至今国内外尚无证实降血脂药物能够有效减少肝脏脂肪沉淀的正规临床试验。因此，有了脂肪肝并非都得服用降血脂药物，而降血脂药物应用不当有时非但不能减轻脂肪肝，反可加重肝脏损伤。其原因可能为脂肪肝对脂质代谢紊乱的处理已达极限，这时候再用降血脂药物就相当于鞭打快牛，即脂肪化的肝脏对降血脂药物的耐受性下降，应用不当易发生药物性肝病。目前认为，脂肪肝如果不伴有高脂血症，那么就不要用降血脂药物；有脂肪肝又有高脂血症，需根据高脂血症的原因、程度以及发生动脉硬化性心脑血管病变的概率，酌情决定是否要用降血脂药物；有高脂血症家族史并且血脂明显升高者则要用降血脂药物治疗，这个时候降血脂药物可起到标本兼治的作用。

119. 脂肪肝不是病，看不看无所谓吗？

过去曾经以为，非酒精性脂肪肝是一种肝内脂肪堆积过多的病理状态，不会引起肝炎和肝纤维化。但近年来的大量研究表明，非酒精性脂肪肝是与生活行为紧密相关的慢性疾病，其理由有三：

（1）至少20%的非酒精性脂肪肝是非酒精性脂肪性

肝炎而不是单纯性脂肪肝，而非酒精性脂肪性肝炎现已明确为隐源性肝硬化和肝癌的重要前期病变，并为肝功能衰竭的少见原因。

（2）即使是单纯性脂肪肝，脂肪肝也比正常肝脏脆弱，较易受到药物、产业毒物、酒精、缺血以及感染的损害，从而导致其他类型肝病发生，并且脂肪肝作为供肝用于肝移植，极易发生移植肝无功能。

（3）关于超重和肥胖者而言，脂肪肝的出现可能提示恶性肥胖，由于这类人很容易发生高脂血症、糖尿病和高血压，发生冠心病、脑中风的概率也会明显增加。

为此，无论是从肝病还是从糖尿病和心脑血管疾病防治的角度，都应认为非酒精性脂肪肝是一种病，其科学命名应为非酒精性脂肪性肝病。因此，即使是健康体检发现的无症状性脂肪肝亦不能掉以轻心，应该及时到医院诊治。其实脂肪肝是由于后天不良生活习惯引起的代谢性肝病，早期脂肪肝是可以逆转的。远离脂肪肝防治误区，注意日常生活的调理，都有助于脂肪肝的逆转与恢复。

120. 脂肪肝的饮食宜忌有哪几点？

（1）注意摄入蛋白。因为蛋白质中许多氨基酸都有抗脂肪肝作用，高蛋白可提供胆碱、甲硫氨酸等抗脂肪肝因子，使脂肪变为脂蛋白，利于顺利运出肝脏。一般蛋白质的摄入每天宜在90～120g。

（2）控制热能。因为高热能可使脂肪合成增多，加速脂肪肝病变，对正常体重者，每天供应30kcal/kg（轻工作量者）；体重超重者，每天供给20～25kcal/kg。

（3）吃低糖类食品。因为糖类（碳水化合物）能刺激肝内脂肪酸合成，高糖是引起肥胖和脂肪肝的重要因素。一般糖类摄入每日150～200g。应禁食蔗糖、果糖、葡萄糖和含糖多的糕点等食物。

（4）限制脂肪摄入量。食入过多的脂肪可使热能增高，不利于病情改善，脂肪限制每日在50g为宜。植物油所含谷固醇、豆固醇和必需脂肪酸有较好的驱脂作用。

（5）补充维生素。因为在患肝病时维生素贮存会降低，如不及时补充，就会引起体内缺乏。

（6）补充食物纤维及矿物质。饮食不宜过分精细，

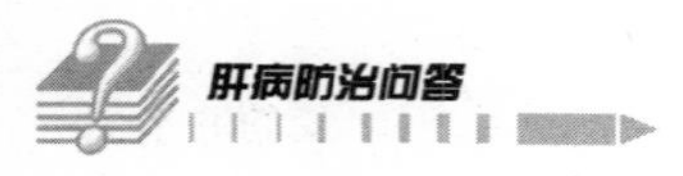

应粗细粮搭配，多选蔬菜、水果和菌藻类，以保证足够数量的食物纤维摄入。既可增加维生素、矿物质供给，又有利于代谢废物排出，对调节血脂、血糖水平有良好作用。

（7）注意饮食禁忌。应戒酒，少吃刺激性食物，有利于减轻症状。

121. 治疗脂肪肝最佳方法之一：良好的生活习惯

疏于运动几乎是所有脂肪肝患者的通病。越懒脂肪越容易沉积，而越胖越懒得活动，这是一个恶性循环。要打破这个恶性循环，需要坚强的意志力。适当的体育运动不仅可以锻炼身体，增强体质，而且能够消耗过多的热量，减少脂肪在肝内的蓄积，有效预防脂肪肝，使转氨酶指标恢复正常。需要注意的是，脂肪肝患者的运动应当适量，达到自己极限强度的一半即可。倘若坚持3个月到半年，大多数轻度脂肪肝患者即可痊愈。

122. 治疗脂肪肝最佳方法之二：合理的膳食

在很大程度上，脂肪肝是吃出来的疾病，因此合理均衡的膳食能有效防治脂肪肝。专家建议，最好控制每天总能量的摄入，不宜吃得太饱和太油腻。具体而言，可选用鸡蛋清、脱脂牛奶、鱼虾类等高蛋白低脂肪的食物，促进肝细胞复原和再生，而蛋黄、动物内脏、蟹黄、沙丁鱼、鱿鱼等含胆固醇高的食物须少食。另外碳水化合物摄入也要控制，最好能选用粗粮及小米等谷粮类。

123. 治疗脂肪肝最佳方法之三：药物配合治疗

根据中国两大肝病诊疗指南，对于脂肪肝患者，推荐使用由植物提取的“易善复”进行治疗。早期使用药物干预，可以减少脂肪在肝脏里的沉积，加速细胞膜的再生和稳定，恢复肝脏正常的消化、代谢和免疫功能。我们知道，脂肪肝是肝细胞中脂肪沉积过多所致，这时肝脏面临的首要伤害是细胞膜的损伤。易善复含有纯度达 90% 的多烯磷脂酰胆碱。进入人体的多烯磷脂酰胆碱，

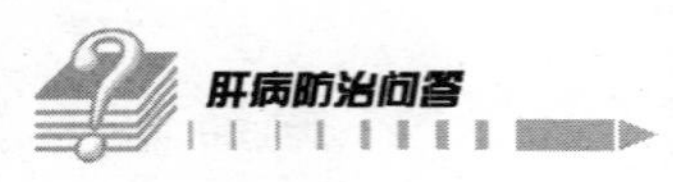

就像一个个“医工队”，加速细胞膜的再生和稳定，帮助肝细胞重塑“钢筋铁骨”，长期服用可以减轻甚至逆转脂肪肝的病情，最终恢复肝细胞的勃勃生机。

124. 预防脂肪肝的食物有哪些？

燕麦：含极丰富的亚油酸和丰富的皂甙素，可降低血清胆固醇、甘油三酯。

玉米：含丰富的钙、硒、卵磷脂、维生素 E 等，具有降低血清胆固醇的作用。

牛奶：含有较多的钙质，能抑制人体内胆固醇合成酶的活性，可减少人体内胆固醇的吸收。

大蒜：含硫化物的合成物，可降低血中胆固醇，阻止血栓的形成，有助于增加高密度脂蛋白含量。

海带：含丰富的牛磺酸，可降低血中胆固醇；含食物纤维褐藻酸，可以抑制胆固醇的吸收，促进其排泄。

苹果：含有丰富的钾，可排除体内多余的钾盐，维持正常的血压。苹果因富含果胶，纤维素和维生素 C，有非常好的降脂作用。苹果可以降低人血液中的低密度胆固醇，可预防动脉硬化。

甘薯：能中和体内因过多食用肉食和蛋类所产生的过多的酸，维持人体酸碱平衡。甘薯含有较多的纤维素，能吸收胃肠中较多的水分，润滑消化道，起通便作用，并可将肠道内过多的脂肪、糖、毒素排出体外，起到降脂作用。

洋葱：所含的烯丙二硫化物和硫酸基酸，不仅具有杀菌功能，还可降低人体内的血脂，防止动脉硬化，可以激活纤维蛋白的活性成分，能有效防止血管内血栓的形成。

无花果：含有苹果酸、柠檬酸、脂肪酶、蛋白酶、水解酶，能帮助人体对食物的消化，促进食欲。因其含有多种脂类，故所含的脂肪酶、水解酶等成分有降低血脂和分解血脂的功能，可减少脂肪在血管内的沉淀，进而起到降血压、预防冠心病的作用，具有降血脂、扩张血管的功效。无花果含有丰富的糖类、有机酸、脂类、维生素、活性生化物质、矿物质等成分，具有调节免疫、防癌、抗癌、护肝、降血糖和血脂等作用。

胡萝卜：含有丰富的胡萝卜素和多种营养素，实验证明可增加冠状动脉血流量，降低血脂，促进肾上腺素

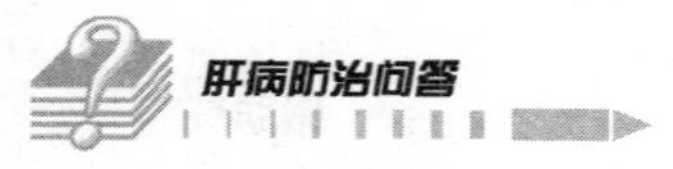

的合成，因此具有降血压、降血脂等功效。

125. 脂肪肝如何治疗？

体检时查出脂肪肝，已经成为现代人在健康上面临的普遍问题。许多患者，来到医院要求服药治疗，并且问：多长时间能治好脂肪肝？实际上，在当今这个物质极为丰富的时代，营养过剩是造成脂肪肝的罪魁祸首，而良好的生活习惯才是治疗脂肪肝的根本。所以脂肪肝的治疗是综合性的，必须要配合饮食调理和运动，但是饮食和运动一定要有个度：即合理饮食，适量运动。

合理饮食：①限制总热量（包括糖、脂肪），适量蛋白质，不是不能吃鸡、鸭、鱼、肉、蛋，而是要荤素搭配，少食肥肉，以兔肉、瘦肉、鱼肉为佳，每天摄入量平均75～100g，以中午食入最好；②增加蔬菜供给，增加食物纤维，每天摄入蔬菜500～750g，经常摄入五谷杂粮；③调整烹调方式及餐饮，不吃油炸、煎烤食物，少下饭馆；④限制零食和糖果饮料，少吃甜食、膨化食品；⑤低盐低嘌呤饮食（包括动物内脏、肥肉、烧烤、火锅、啤酒、豆制品等）；⑥饮食要有规律，三餐按时吃，拒绝夜宵及暴饮暴食。

适量运动：不是只有在健身房的运动才叫运动，生活中随时都可以有运动的机会，比如：不坐电梯走楼梯；不开汽车改步行、骑自行车；晚上看电视时可进行抻拉、局部运动；工作休息期间做做广播体操；还可以定期打乒乓球、打羽毛球、慢跑、跳舞、游泳等。最主要的是参加体育运动，一定要循序渐进，从小运动量开始，逐步增加运动量。根据自己的身体状况，选择适合的运动方式。

脂肪肝的患者主要选择以锻炼全身体力和耐力为目标的全身性低强度动态运动，也就是通常所说的有氧运动，比如慢跑、中快速步行、骑自行车、上下楼梯、爬坡等。

126. 脂肪肝患者需要补充维生素吗？

对脂肪肝病情有利的几种维生素包括：与脂质代谢、动脉粥样硬化和脂肪肝相关的维生素主要有 B 族维生素、维生素 C、维生素 E 和 β 胡萝卜素。B 族维生素有防止肝脂肪变性及保护肝脏的作用；维生素 C 可增强肝细胞抵抗力，促进肝细胞的再生，改善肝脏代谢功能，防止肝脏脂肪变和硬变，增加肝脏解毒能力；维生素 B_{12} 有助于从肝脏移去脂肪，以防止脂肪肝形成。

此外维生素 E 对不饱和脂肪酸有抗氧化作用，可阻止血液中的氧与低密度脂蛋白胆固醇结合，从而防止动脉粥样硬化，减少心脏病的发作几率。胡萝卜素由于它的抗氧化和清除自由基的作用，可预防脂肪肝患者发生冠心病、脑卒中及肝纤维化。长期服用维生素 C 可使高胆固醇血症患者的血清胆固醇水平下降，从而防止脂肪肝、动脉粥样硬化的发生。黄、绿色蔬菜类和水果类是补充维生素的优良食品，通过饮食补充充足的维生素有助于防治脂肪肝。必要时还可以通过药物来补充复合维生素 B、维生素 C、维生素 E 等。除了补充维生素之外，脂肪肝患者还要做好饮食护理以及日常生活的保健工作，当然对于脂肪肝患者而言，最重要的还是要积极治疗脂肪肝。

（张红、卢秉久、胡建华）

三、酒精性肝病

127. 什么是酒精性肝病？

由于长期大量饮酒导致的一系列肝脏损害统称为酒精性肝病（ALD），初期通常表现为脂肪肝，进而可发展成酒精性肝炎、肝纤维化和肝硬化、肝细胞癌；严重酗酒时可诱发广泛肝细胞坏死甚至导致肝衰竭。

128. 酒精性肝病的流行现状如何？

酒精性肝病（ALD）是世界范围内导致慢性肝病的主要原因，在美国估计超过 200 万人有 ALD，伴有酒精性肝炎患者的病死率比许多常见癌症还要高。ALD 为欧洲肝移植的第二大适应证（仅次于慢性丙型肝炎）。我国目前尚缺乏 ALD 的全国大规模流行病学调查资料，但地区性流行病学调查显示我国饮酒人群和 ALD 患者人数呈上升趋势。20世纪80～90年代，我国北方地区成人嗜酒者比例从0.21%增至14.3%；21世纪初，南方及中西部省份流行病学调查显示成人习惯饮酒者高达30.9%～43.4%，ALD患病率4.3%～6.5%。ALD患者在同期住院患者中的比例从1991年的4.2%增至1996年的21.3%，酒精性肝硬化所占肝硬化的病因构成比从1999年的10.8%上升到2003年的24.0%。

129. 导致酒精性肝病的危险因素有哪些？

影响酒精性肝损伤进展或加重的因素较多，目前国内外研究已经发现的危险因素主要包括饮酒量、饮酒年限、酒精饮料品种、饮酒方式、性别、种族、肥胖、肝炎病毒感染情况、遗传因素、营养状况等。

130. 饮酒量对ALD有何影响？

根据流行病学调查资料显示，酒精所造成的肝损伤是有阈值效应的，即达到一定饮酒量或饮酒年限，就会大大增加肝损害风险。长期饮酒史（一般大于5年），折合成乙醇量：男性≥40g/d，女性≥20g/d，或者 2 周内有大量饮酒史，摄入乙醇量 >80g/d，易造成 ALD。日均酒精摄入量愈多则发生肝损害的危险性愈高。长期饮酒者酒精摄入量日均 30 ~60g 发生肝硬化的风险为 1%，摄入量 120g/d 时风险增至 5.7%。然而，由于个体差异较大，也有研究显示饮酒与肝损害的剂量效应关系并不十分明确。

131. 饮酒方式对 ALD 有影响吗？

除饮酒量及持续时间外，饮酒方式亦影响 ALD 的发生。空腹饮酒及将不同种类酒精饮料掺和饮用可增加 ALD 发生的危险性。在同等乙醇量摄入的情况下，含乙醇不到 1 度的饮料比高度酒更易导致肝硬化，交际性饮酒者比规律性饮酒者病死率高。此外，短期内大量饮酒可诱发急性肝损伤，由于饮酒方式的改变，越来越多的嗜酒者患有急性酒精性肝炎。

132. 同样饮酒，为什么有些人患 ALD，有些人却没事？

嗜酒者 ALD 的发生和发展是多种基因与环境因素相互作用的结果。乙醇代谢酶基因方面的变异可影响 ALD 的易感性和严重性，在相同的饮酒量时，因纽特人和黑种人肝损伤程度是白种人的两倍。乙醇脱氢酶（ADH）的多态性、种族、遗传以及个体差异也是酒精性肝病的重要危险因素。我国的酒精性肝病易感基因 ADH_2、ADH_3 和乙醛脱氢酶 2 的等位基因频率以及基因型分布不同于西方国家，可能是中国嗜酒人群和酒精性肝病的发病率低于西方国家的原因之一。并不是所有的饮酒者都会出现酒精性肝病，而只是发生在一小部分人群中，表明同一地区群体之间还存在着个体差异。

133. 为什么喝酒会脸红？

酒桌上常可见到有些人两杯酒下肚就脸红、脖颈发红，为什么喝酒会脸红？首先，我们要了解酒精（乙醇）

进入人体后发生了什么，也就是说身体是如何解酒的。这个过程其实很简单，只有两步，首先乙醇脱氢酶把乙醇（酒精）转变为乙醛；第二步，乙醛脱氢酶（ALDH）把乙醛转变为乙酸，进而分解成二氧化碳和水。人体内若是具备这两种酶，就能较快地分解酒精，中枢神经就较少受到酒精的作用，因而即使喝了一定量的酒也不会出现醉酒症状。在一般人体中，都存在乙醇脱氢酶，而且数量基本是相等的，但缺少乙醛脱氢酶的人就比较多，这种乙醛脱氢酶的缺少，使酒精不能被完全分解为水和二氧化碳，而是以乙醛的形式继续留在体内，乙醛有扩张血管的作用，可导致饮酒者面部及其他部位皮肤发红。

134. 喝酒脸红的人更能喝吗？

正如上面所说的，喝酒脸红的人往往体内乙醛脱氢酶缺乏，该类人群饮酒可因血液乙醛浓度增高引起面色潮红、恶心和呕吐，这些人如果过量饮酒则更易引起肝脏损伤，所以喝酒脸红的人尽量要避免饮酒。

135. 性别与ALD的发生有关系吗？

虽然男性酒精滥用及其相关肝硬化的患病率显著高于女性，但是在相同饮酒量的前提下女性比男性更容易导致肝损伤，女性安全的饮酒量仅为男性的1/2～2/3。与男性相比，女性胃黏膜乙醇脱氢酶含量低，酒精在胃内代谢减少引起血液酒精浓度高；女性相对脂肪含量高，使酒精在体内分布容积小而导致肝脏酒精生物利用度增加；雌激素可上调内毒素受体及炎症因子的表达进而加重肝损害。

136. ALD的诊断标准是什么？

有长期饮酒史（一般超过5年），折合乙醇量男性≥40g/d，女性≥20g/d，或2周内有大量饮酒史，折合乙醇量＞80g/d。但应注意性别、遗传易感性等因素的影响。乙醇量换算公式如下：

乙醇量（g）＝饮酒量(mL)×乙醇含量(%)×0.8

137. ALD的临床表现有哪些？

临床症状为非特异性，可无症状，或有右上腹胀痛、食欲不振、乏力、体重减轻、黄疸等；随着病情加重，可有神经精神症状和蜘蛛痣、肝掌等表现。

138. ALD的实验室检查有什么特点？

生化指标：血清天冬氨酸氨基转移酶（AST）、丙氨酸氨基转移酶（ALT）、γ-谷氨酰转肽酶（GGT）、总胆红素（TBil），凝血酶原时间（PT），平均红细胞容积（MCV）和人糖缺失性转铁蛋白（CDT）指标升高。其中AST/ALT＞2、GGT升高、MCV升高为酒精性肝病的特点。禁酒后这些指标可明显下降，通常4周内基本恢复正常（但GGT恢复较慢），有助于诊断。

139. 病毒性肝炎和ALD之间有何关系？

肝炎病毒感染与酒精对肝脏损害起协同作用，在肝炎病毒感染基础上饮酒，或在酒精性肝病基础上并发慢

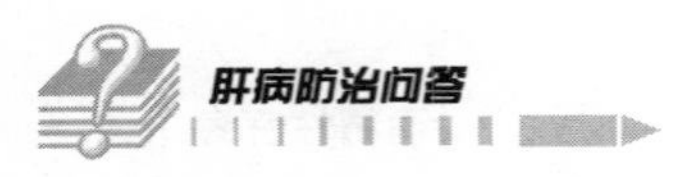

性乙型肝炎（HBV）或慢性丙型肝炎（HCV）感染，都可加速肝脏疾病的发生和发展。HCV 患者没有安全的饮酒量，少量饮酒就可加速丙型肝炎肝纤维化的进程。饮酒、HCV 感染分别增加肝细胞癌（HCC）发病风险 2.1 倍和 8.6 倍，两者并存时肝癌发病风险增加 48.3 倍。

140. 肥胖和 ALD 之间有关系吗？

肥胖和饮酒都是肝脏损伤的重要病因，两者有协同损肝作用，肥胖症患者饮酒更容易导致肝损伤，饮酒是肥胖性脂肪肝患者发生肝硬化的重要原因。高脂饮食也是 ALD 的危险因素，食用大量多不饱和脂肪的嗜酒者 ALD 发病率增高。

141. 营养因素与 ALD 之间有关系吗？

长期大量饮酒一方面影响正常饮食的摄入，另一方面使人体对胆碱、B 族维生素、叶酸和维生素 A 的需求量增加，引起蛋白质、维生素以及其他多种营养物质和抗氧化物质缺乏，导致肝细胞对乙醇的耐受性下降，氧化应激脂质过氧化损伤增强。酒精性肝病病死率的上升与营养不良的程度相关。

142. ALD 患者营养支持原则是什么？

ALD 患者宜给予富含优质蛋白、充足 B 族维生素、高热量的低脂肪软食，必要时额外补充支链氨基酸为主的复方氨基酸制剂。

143. 什么是酒精性肝炎？

酒精性肝炎是短期内肝细胞大量坏死引起的一组临床病理综合征，可发生于有或无肝硬化的基础上，主要表现为血清 ALT、AST 升高和 TBil 明显增高，可伴有发热、外周血中性粒细胞升高。重症酒精性肝炎是指酒精性肝炎患者出现肝衰竭的表现，如凝血机制障碍、黄疸、肝性脑病、急性肾衰竭、上消化道出血等，常伴有内毒素血症。

144. 酒精性肝病的评估方法有哪些？

有多种方法用于评价酒精性肝病的严重程度及近期

存活率，主要包括Chlild-Pugh分级、凝血酶原时间-胆红素判别函数（Maddrey判别函数）以及终末期肝病模型（MELD）积分等。

145. 什么是酒精戒断综合征？

酒精戒断综合征是长期大量摄取酒精而突然断酒后出现的谵妄、幻觉、四肢抖动、汗出等一系列神经精神症状。酒精戒断综合征是戒断症候群的一种，出现酒精依赖的人，在停止饮酒时，通常会出现这些症状。当某个人有长期摄取酒精饮料的习惯，会形成耐受性与心理依赖。若突然减少或中断酒精的摄取，心理与生理上会因此产生各种不舒服症状。这些症状可能会持续数周之久。长期大量摄入酒精会影响中枢神经系统，如突然停止酒精摄取，会造成原本被抑制的神经系统过度活化，因此产生这些症状。

146. 戒酒对于ALD的意义是什么？

戒酒是治疗酒精性肝病的最主要措施，戒酒可改善不同阶段的 ALD 患者的生活质量和远期预后。轻症 ALD 和单纯脂肪肝患者戒酒半年后肝酶异常和肝组织学损伤基本可以恢复正常，戒酒还可显著改善酒精性肝炎患者的肝脏损伤程度，并降低门静脉压力、延缓肝硬化进展。

147. 酒精性肝病如何治疗？

ALD 的治疗方法取决于患者的临床病理类型，主要原则包括：①减少饮酒或戒酒以减轻 ALD 的严重程度；②改善存在的营养不良；③对症治疗肝炎、肝硬化及其并发症。

148. 中医如何认识 ALD？

酒精性肝病可归属“伤酒”“酒病”“胁痛”“酒癖”“酒疸”“酒臌”等范畴。中医学认为，酒为大热有毒之品，入心、肝、肺、胃经，其气慓悍，过饮必伤及肝胆脾胃，“浸溢脏腑，而生诸病”。内因于禀赋不足，脾胃失健，在此基础上，长期过量饮酒，酒毒湿热之邪作用于人体，导致肝脾功能失调是酒精性肝病发生发展的关键。

149. 中医如何治疗 ALD ？

中医治疗 ALD 由来已久，如李东垣《脾胃论》里的葛花解酲汤专方治疗酒精性肝病，近代众多医家运用中医治疗 ALD，取得了较好的临床疗效。根据 ALD 的不同临床阶段可辨证施治：如初期以解毒祛湿、理气活血为主；中期疏肝健脾、活血化瘀、清肝散结；晚期扶正祛邪、攻补兼施等。

（刘江凯、赵文霞、胡建华）

四、药物性肝损伤

150. 什么是药物性肝损伤？

药物性肝损伤是指由各类处方或非处方的化学药物、生物制剂、传统中药、天然药、保健品、膳食补充剂（含有一种或多种用以增加每日总摄入量来补充膳食的食物成分）及其代谢产物乃至辅料等所诱发的肝损伤。

151. 引起药物性肝损伤的药物有哪些？

全球有一千一百多种上市药物具有潜在肝毒性，常见的包括非甾体类抗炎药（NSAIDs）、抗感染药物（含抗结核药物）、抗肿瘤药物、中枢神经系统用药、心血管系统用药、代谢性疾病用药、激素类药物、某些生物制剂、传统中药、天然药物、保健品、膳食补充剂等。

152. 常见的引起药物性肝损伤的药物有哪些？

常见引起肝损伤的药物有：①抗结核药物：异烟肼、利福平、乙胺丁醇、乙（丙）硫异烟肼等；②中药及中成药：常见的中药有土三七、何首乌、马兜铃、雷公藤、大黄等，中成药有壮骨关节丸、天麻丸、小柴胡汤等；③抗生素：头孢类的抗生素、氧氟沙星、复方磺胺甲基异恶唑、罗红霉素、阿奇霉素等；④解热镇痛抗炎药：扑热息痛、消炎痛、布洛芬等；⑤降糖药物：甲苯磺丁脲、氯磺丙脲、格列本脲、格列齐特等；⑥神经系统用药：苯巴比妥、丙戊酸钠、苯妥英钠等；⑦心血管用药：降血脂药物、钙离子拮抗剂、蛇毒抗栓酶、依达拉奉等；⑧消化系统用药：吗丁啉、奥美拉唑、西咪替丁等。

153. 药物性肝损伤的表现有哪些？

急性药物性肝损伤的临床表现与病毒性肝炎无明显区别。很多患者可无明显症状，有时仅是体检发现血清ALT、AST 及 ALP、GGT、TBiL 等肝脏生化指标不同程度地升高。部分患者可有乏力、食欲减退、厌油、肝区胀痛及上腹不适等消化道症状，症状轻的患者以为是吃坏东西，并不会引起重视。有些患者可出现全身皮肤黄染、大便颜色变浅和皮肤瘙痒等；还有患者可有发热、皮疹、关节酸痛等表现，最严重的患者可出现肝脏功能衰竭。

154. 非处方感冒药可以随便用吗？

不可以。治疗感冒的药物，很多是非处方用药，不需要医生的处方就可以买到。有些感冒的患者，因为鼻塞、流涕、咳嗽等症状明显，自行服用 2 种以上的感冒药物，认为可以好得快些。其实很多的感冒药物是多种成分的组合，含有非甾体类抗炎药，甚至有些中成药中也含有少量的非甾体类抗炎药，如果几种药物联合应用，部分药物成分可能超量，就可能会出现药物性肝损伤，严重的会出现肝脏功能衰竭。

155. 药物性肝损伤会变成慢性肝炎吗？

会。一般药物性肝炎发病急，及时停用药物，肝功就可恢复；但是6% ~20%可发展为慢性肝炎。药物引起的肝损伤，如果持续半年以上，就可诊断慢性药物性肝炎。

156. 药物性肝损伤会发展为肝硬化吗?

会。药物性肝损伤分为急性和慢性两种。慢性的药物性肝损伤可发展为肝硬化，肝脏炎症如果持续时间长，就会导致肝纤维化加重，最终发生肝硬化。

157. 中药会引起药物性肝损伤吗?

会。传统中药应用在我国非常广泛，部分中药确实会引起药物性肝损伤。土三七已经禁止在临床应用，因为土三七可引起肝小静脉闭塞症，导致肝衰竭；何首乌这味中药在临床上普遍应用，传统认为有补益肝肾、乌发的作用，但何首乌尤其是生何首乌有明确的肝损作用，在服用中，也需要特别注意；还有治疗甲状腺疾病常用的中药黄药子，也明确有肝损作用。

158. 保健品会引起药物性肝损伤吗？

会。有些人会服用美国、日本等国家的维生素、微量元素的保健品，不管中国的还是外国的保健品，都需要注意。

159. 天然的药物会引起药物性肝损伤吗？

会。因为媒体的宣传，有些人认为天然的药物没有毒副作用，事实上只是发生药物性肝损伤的比例比较低，因此被大多数人忽略，这些药如果被长期过量服用，也易发生肝损伤。

160. 老年人更容易发生药物性肝损伤吗？

是。老年人药物不良反应发生率高且程度严重。老年人肝脏代谢功能随年龄增加而减退，老年人常因多种基础疾病（如冠状动脉性心脏病、高血压、糖尿病等）服用多种药物而增加药物性肝损伤的发生风险。我国对保健品的宣传存在一些误区，滥用保健品也会导致中老年人药物性肝损伤增加。

161. 所有的疾病都需要药物治疗吗？

不是。门诊有时会碰到一些就诊的病人，医生认为现阶段治疗以观察为主，或者改变生活方式即可，病人就认为医生不负责，向医生“讨药”吃。“是药三分毒”，药物或多或少都是有副作用的，请相信医生，按照医生的要求，定期的复查或者改变生活方式，而不是盲目地服用药物。

162. 怎样才能减少或者避免药物性肝损伤？

提高用药警惕性，严格按照药物说明书规定的适应证和使用剂量用药，避免超剂量服用药物或疗程时间过长，尽量避免多种药物混合使用，若必须联合使用，请在医生指导下应用。

（朱晓骏、高月求、胡建华）

五、自身免疫性肝病

163. 什么是自身免疫性肝病？其包括哪几种？

自身免疫性肝病是一组免疫介导的肝损伤，包括自身免疫性肝炎、原发性胆汁性胆管炎和原发性硬化性胆管炎三种。

164. 自身免疫性肝病主要造成肝脏哪些损伤？

自身免疫性肝炎以肝炎为主，原发性胆汁性胆管炎和原发性硬化性胆管炎主要造成胆汁淤积及胆道系统损害，三者均可导致严重的肝脏病变，并可进展至肝硬化。

165. 什么是自身免疫性肝炎？

自身免疫性肝炎（AIH）是一种由肝细胞的自身免疫反应所介导的肝脏实质炎症，以血清自身抗体阳性、高免疫球蛋白 G（IgG）和（或）γ-球蛋白血症、肝组织学上存在界面性肝炎为特点，大多数患者对免疫抑制治疗应答。

166. 什么是原发性胆汁性胆管炎？

原发性胆汁性胆管炎（PBC）是一种自身免疫介导的慢性进行性胆汁淤积性肝病，以肝内胆汁淤积为临床表现，起病隐匿，进展缓慢，进一步可发展为肝硬化、门静脉高压、肝衰竭，其原因未明，目前认为与多种因素相互作用有关，主要有环境、免疫、感染及遗传等因素。

167. 什么是原发性硬化性胆管炎？

原发性硬化性胆管炎（PSC）是一种病因不明，以肝内和（或）肝外胆管的炎症性狭窄、纤维化为特点的慢性胆汁淤积性疾病。

168. 自身免疫性肝病的发病及进展情况如何？

自身免疫性肝炎的流行率约为 170/10 万，主要发生于青年女性，女性比率可达60%，常导致严重的肝炎表现，并可快速进展至肝硬化。原发性胆汁性胆管炎主要发生于女性，比率超过90%，其流行率 >400/10 万。其在各国的发病率不同，2010 年，意大利专家联合多家医院，对广州当地人进行筛选，调查并首次报道了中国南方的 PBC 发病率为 49.2/10 万，该病绝大多数患者在 10 ~30 年内进展至肝硬化，往往在疾病晚期才得以确诊。原发性硬化性胆管炎，流行率为 20/10 万 ~ 130/10 万，主要发生于男性，比率达 60%，70%（40% ~98%）的患者伴有炎症性肠病。该病为进展性疾病，可导致肝内外大胆管的破坏，引起胆汁淤积、肝纤维化和肝硬化。

169. 自身免疫性肝炎主要有哪些临床表现？

AIH 临床表现多样，大多数 AIH 患者起病隐匿，一般表现为慢性肝病。最常见的症状包括嗜睡、乏力、全身不适等。体检可发现肝大、脾大、腹水等体征，偶见周围性水肿。约 1/3 患者诊断时已存在肝硬化表现，少数患者以食管胃底静脉曲张破裂出血引起的呕血、黑便为首发症状。少部分患者可伴发热症状。10% ~20% 的患者没有明显症状，仅在体检时意外发现血清氨基转移酶水平升高。这些无症状患者进展至肝硬化的危险性与有症状患者相近。AIH 可在女性妊娠期或产后首次发病，早期诊断和及时处理对于母婴安全非常重要。约 25% 的 AIH 患者表现为急性发作，甚至可进展至急性肝衰竭。部分患者 AIH 病情可呈波动性或间歇性发作，临床和生物化学异常可自行缓解，甚至在一段时间内完全恢复，但之后又会复燃。这种情况需引起高度重视，因为这些患者的肝组织学仍表现为慢性炎症的持续活动，不及时处理可进展至肝纤维化。另外，AIH 常合并其他器官或系统性自身免疫性疾病，如：桥本甲状腺炎（10% ~ 23%）、糖尿病（7% ~9%）、炎症性肠病（2% ~8%）、类风湿性关节炎（2% ~5%）、干燥综合征（1% ~4%）、银屑病（3%）和系统性红斑狼疮（1% ~2%）等。

170. 如何诊断自身免疫性肝炎？

目前根据 2015 年版《自身免疫性肝炎诊断和治疗共识》，有三种诊断标准，分别是 AIH 描述性诊断标准、AIH 综合诊断积分系统（1999 年）、IAIHG 的 AIH 简化诊断标准。患者专科就诊后，医师根据实际情况，灵活选择适宜的标准予以诊断。

171. 诊断自身免疫性肝炎需与哪些疾病相鉴别？

诊断自身免疫性肝炎需注意排除病毒性肝炎、酒精性肝病、药物性肝病、Wilson 病、非酒精性脂肪性肝炎、原发性胆汁性胆管炎、原发性硬化性胆管炎、IgG4 相关硬化性胆管炎。

172. 如何治疗自身免疫性肝炎？

中、重度 AIH 患者需要接受免疫抑制治疗，并可根据疾病活动度调整治疗方案和药物剂量。目前常用泼尼松龙单一治疗，或与硫唑嘌呤联合治疗。其他替代药物有布地奈德。来自欧洲的多中心临床研究结果表明，布地奈德和硫唑嘌呤联合治疗方案较传统联合治疗方案能更快诱导缓解，且糖皮质激素相关不良反应显著减轻，可作为 AIH 的一线治疗方案。目前多用于需长期应用泼尼松（龙）维持治疗的 AIH 患者，以期减少糖皮质激素的不良反应。对标准治疗无效或不能耐受标准治疗不良反应的患者，可以选择二线治疗方案，目前已有应用吗替麦考酚酯（MMF）、环孢素A、他克莫司、6-巯基嘌呤、甲氨蝶呤、抗肿瘤坏死因子α等治疗难治性AIH的报道。对免疫抑制剂治疗无效，发展至终末期肝病，或急性肝衰竭的患者，可考虑进行肝移植术。

173. 原发性胆汁性胆管炎主要有哪些临床表现？

PBC发病隐匿，临床表现多样。早期无明显临床症状，为无症状期，但仍可诊断。后期进入有症状阶段，但临床表现缺乏特异性，主要为肝内小胆管损害所致的淤胆等临床相关症状，典型症状是疲劳和皮肤瘙痒，其他如纳差，黄疸，右上腹疼痛，皮肤抓痕等，可出现肝脾肿大、皮肤黄色瘤、眼周黄斑瘤、色素过度沉着等特征，此外还有黄疸伴脂肪泻，门脉高压，晚期因肝性营养不良出现代谢性骨病，表现为弥漫性骨痛、自发性压缩性椎骨骨折和多发性肋骨骨折，部分患者并发恶性肿瘤如肝癌等而兼有相关临床表现。

174. 原发性胆汁性胆管炎如何诊断？

需至少符合以下 3 条标准中的 2 条。

（1）存在胆汁淤积的生化学表现，主要为碱性磷酸酶水平升高。

（2）特异性自身抗体：①抗线粒体抗体（AMA）滴度 >1 ：100（国内标准），阳性率超过 90%；AMA 对于诊断 PBC 的特异性超过 95%；②M2 型 AMA（抗 PDC-E2）；③特异性抗核抗体（ANA）：抗 Sp100 或 gp210 抗体。

（3）组织学改变：典型改变为非化脓性破坏性胆管炎以及小叶间胆管破坏。

部分患者 AMA 阴性，但临床表现、肝脏组织学及自然史基本与典型 AMA 阳性 PBC 一致，称之为 AMA 阴性 PBC。这些患者抗核抗体和（或）抗平滑肌抗体几乎均阳性。AMA 阳性与阴性人群在组织病理学、免疫学等方面存在轻微差别。线粒体抗原表达于个别 AMA 阴性及阳性 PBC 患者胆管上皮细胞的顶侧膜，提示其发病机制相似。AMA 阴性 PBC 的诊断需要肝脏活检证实有 PBC 典型的胆管损害特点。如果存在肉芽肿则诊断更确切。

175. 诊断原发性胆汁性胆管炎需与哪些疾病相鉴别？

诊断原发性胆汁性胆管炎需与下列疾病相鉴别：良性遗传性复发性胆汁淤积症、妊娠期肝内胆汁淤积、药物性胆汁淤积、胆道梗阻、原发性硬化性胆管炎、自身免疫性肝炎、结节病、病毒性肝炎、特发性成年胆管缺乏症。

176. 如何治疗原发性胆汁性胆管炎？

对原发性胆汁性胆管炎的患者，包括无症状患者，应使用熊去氧胆酸（UDCA）13～15mg/(kg·d）长期治疗。有研究证实，接受标准剂量13～15mg/(kg·d）UDCA治疗10～20年的PBC患者在提高长期生存率方面取得了良好效果。一般治疗1年后评估UDCA生化应答情况。对UDCA应答欠佳的患者应考虑重叠AIH的可能，关于如何治疗对UDCA生化学应答欠佳的患者，目前还没有达成共识。部分研究者在 UDCA 治疗的基础上联合用药，如 2009 年 EASL 指南建议对 UDCA 生物化学应答欠佳的无肝硬化（组织学分期 1 ~ 3 期）患者，可考虑给予 UDCA 联合布地奈德治疗。此外，有研究表明对于早期的对 UDCA 应答不佳的 PBC 患者，联合应用苯扎贝特治疗可以改善胆汁淤积。另一项研究表明联合非诺贝特治疗 UDCA 应答不佳的患者可以改善肝脏生化指标。此外，已有研究表明新药奥贝胆酸具有较好的抗胆汁淤积、抗炎症和抗纤维化的作用，有望成为 PBC 的治疗新药物，但其长期使用的安全性与有效性有待进一步观察。对不能耐受的失代偿期肝硬化患者，或由于难治性腹水和自发性细菌性腹膜炎、反复静脉曲张破裂出血、肝性脑病或肝细胞癌而预期寿命短于 1 年的患者建议行肝移植术；对血清胆红素水平达到 6mg/dL（103μmol/L），MELD 积分 >12 或出现难于忍受的瘙痒及骨质疏松导致频繁骨折时建议到肝移植中心进行评估，必要时行肝移植术。此外，中医中药治疗亦是重要的一个方面。

177. 原发性硬化性胆管炎有哪些临床表现？

很多患者无明显症状，常因其他疾病检查时发现血清碱性磷酸酶增高，症状常见：乏力、瘙痒、黄疸；胆道狭窄继发细菌性胆管炎可见上腹部痛、发热、黄疸；晚期消瘦、腹水、食管胃底静脉曲张及肝性脑；查体半数有肝肿大、脾肿大等。

178. 如何诊断原发性硬化性胆管炎？

该病诊断标准如下：有碱性磷酸酶和谷氨酰转肽酶升高等胆汁淤积生化特征的患者，磁共振胰胆管造影（MRCP）、内镜逆行胰胆管造影（ERCP）、经皮肝穿刺胆管造影显示典型的多灶性狭窄和节段性扩张的胆管改变，并除外继发性硬化性胆管炎，即可以诊断 PSC。EASL 指南建议对于疑似 PSC 的患者首先行 MRCP，不能确诊时可考虑内镜逆行胰胆管造影术，该术是目前诊断 PSC 的最佳方法。

此外，小胆管 PSC 是 PSC 的一种变异形式，其特征为：具有典型的胆汁淤积和 PSC 组织学改变，但胆管造影正常。具有 PSC 临床和生化特点但胆管造影正常的患者，推荐肝活检以除外小胆管 PSC。转氨酶不呈比例升高的 PSC 患者应进行肝活检以排除或确诊是否合并自身免疫性肝炎。考虑 PSC 的患者应检测血清 IgG4 浓度以排除 IgG4 自身免疫性胰腺炎相关性硬化性胆管炎。

179. 诊断原发性硬化性胆管炎需与哪些疾病相鉴别？

诊断本病需与硬化性胆管癌、原发性胆汁性肝硬化、继发性胆管炎、自身免疫性肝炎、隐源性肝硬化伴肝内胆汁淤积及药物性肝内淤胆、溃疡性结肠炎导致的肝胆病变、自身免疫性胆管炎、肝硬化、胆管肿瘤等相鉴别。

180. 原发性硬化性胆管炎有哪些治疗方法？

（1）治疗相关并发症：如用维生素 ADEK 制剂替代治疗脂溶性维生素缺乏；用广谱抗生素治疗并发的细菌

性胆管炎；治疗其他并发症如骨质疏松、大胆管狭窄、胆管癌等。对症治疗，如皮肤瘙痒给予消胆胺、利福平和苯巴比妥等。

（2）药物治疗：目前尚无治疗 PSC 的有效药物。熊去氧胆酸可改善症状和肝功能，另外根据病情需要可选择免疫抑制剂和抗纤维化制剂联合治疗。

（3）内镜治疗：血清胆红素升高和（或）皮肤瘙痒加重伴有进行性胆管扩张和（或）胆管炎的患者，建议立即行 ERCP 以除外显著狭窄。胆管显著狭窄的患者，建议内镜扩张或放置支架，对于内镜治疗不成功者应考虑经皮胆管造影扩张胆道或放置支架。

（4）手术治疗：对内镜和（或）经皮治疗效果不理想的显著狭窄患者如无肝硬化，建议行手术治疗。

（5）肝移植：是终末期 PSC 唯一有效的治疗手段，而且有胆管细胞不典型增生证据的患者或在严重复发性细菌性胆管炎时都应当考虑。

181. 原发性胆汁性胆管炎的饮食宜忌有哪些？

避免进食有肝脏损害作用的食物，禁酒，勿暴饮暴食，忌辛辣油炸、油腻、黏硬的食物，宜低脂肪、低盐、低糖、高蛋白饮食，注意饮食卫生，防止腹泻，保持心态平衡。

182. 原发性硬化性胆管炎患者的饮食宜忌有哪些？

宜高蛋白饮食，补充维生素 A、D、K，避免摄入过多脂肪。

183. 对自身免疫性肝炎患者，日常中有什么药膳可以服用？

中医讲究药食同源，可寓治于食。对自身免疫性肝炎，先辨其证，再因证施膳。若患者为肝郁脾虚证，可煮山药大麦粥；若为湿热中阻证，可予白茅根饮；瘀血阻络证，可饮三七花茶；肝肾阴虚证可吃生地粥等。如此药食结合，以提高临床疗效。

184. 对自身免疫性肝炎，中医是如何认识的？

该病常由多种病因夹杂、相合所致。内因在于先天禀赋不足或素体脾胃虚弱，外因在于感染邪毒、药毒损伤、情志不遂等。内外因互为因果，互相影响，以致脾虚、湿阻、气滞、血瘀，虚实夹杂，病久损及肝肾。

185. 对自身免疫性肝炎的发病机制，现代医学是怎样认识的？

自身免疫性肝炎的发病机制与包括某些病毒、药物等在内的多种诱发因素、遗传易感性、自身抗原、体液和细胞免疫、细胞因子网络相关，可能是在环境因素、免疫耐受平衡失调、遗传易感性的共同参与下，诱导T细胞介导免疫攻击肝内抗原，导致肝脏渐进性炎性坏死和纤维化过程。

186. 对自身免疫性肝炎，除内科辨证论治外，中医有什么外治法可协助提高疗效吗？

对自身免疫性肝炎的治疗，中医有多种外治方法协助提高疗效，缓解症状。如中药离子导入：主穴取期门、章门、支沟、三阴交、足三里、内关、太冲；配穴：肝郁气滞配肝俞、脾虚湿盛取脾俞、肝肾阴虚取肾俞、血瘀阻络取膈俞。1周为1个疗程，连续1～2个疗程。该法能增强辨证施治疗效，作为自身免疫性肝炎的辅助性治疗。又如膏药外敷肝区：取柴胡10g，白芍10g，香附10g，五爪龙30g，延胡索15g等研末，每次取60g水蜜调敷于右胁期门穴，每日1贴，4小时/次，连续3～5天。该法具有行气止痛、活血化瘀的功效，适用于胁肋胀痛的自身免疫性肝炎患者。再如，对伴失眠症状的自身免疫性肝炎患者，可用滋肾调肝方（由苏木10g，川木瓜10g，当归10g，五味子10g等药物组成），煎水250mL，加温水至2500mL，浴足，每次20分钟，每日1次，1周为1疗程，可起到滋补肝肾、宁心安神的作用。

187. 自身免疫性肝炎起病隐匿，如何做到早期诊断、早期干预？

临床上有相当一部分自身免疫性肝炎患者起病隐匿，难以做到早期诊断和早期干预而延误病情。对此，面对具体的病人，在以下几种情况下，应及时考虑到自身免疫性肝炎的可能。一是对原因不明的肝功能异常患者，尤其是伴 IgG 升高的患者。大量临床研究发现，原因不明肝功能异常的患者中，约 30% 属于自身免疫性肝炎，故应多次复查自身抗体，建议进行肝穿活检，以期早期诊断。二是自身抗体阴性的患者。自身免疫性肝炎患者有 10% ~20% 在最初检查中血清 ANA、SMA 和抗肝肾微粒体抗体-1（抗 LKM-1）阴性，但其中很多可能在病程的晚期出现 1 个或更多的这些抗体，常常在免疫抑制治疗间歇期出现。此外，许多病例还存在一种或多种其他的自身抗体。故对这部分患者应仔细分辨，避免漏诊。三是对合并酒精与病毒性肝炎的患者。酒精性肝病存在高 γ-球蛋白血症，且 25% ~40% 的患者 ANA 或 SMA 阳性，故自身免疫性肝炎在饮酒者中容易漏诊。在饮酒者中，以上两抗体虽存在，但一般滴度低，而抗 LKM-1 和抗中性粒细胞核周抗体（pANCA）罕有阳性。故，血清 IgG 升高而 IgA 正常，伴有 ANA、SMA 高滴度阳性，或抗 LKM-1 和 PANCA 阳性，支持自身免疫性肝炎诊断。另外，急性和慢性病毒性肝炎也常发生高球蛋白血症和循环自身抗体（ANA、SMA 或抗 LKM-1）不同程度升高。在急性病毒性肝炎中，以上异常呈短暂性，可随病情恢复而转为正常。在慢乙肝和慢丙肝中，20%～40%患者多种自身抗体持续阳性，但大多数情况下滴度相对较低（1∶40～1∶80）。因慢性病毒性肝炎伴ANA、SMA阳性的患者很少出现pANCA阳性，故这时可结合pANCA检测，若其阳性，应警惕自身免疫性肝炎的发生。

（萧焕明、池晓玲、胡建华）

六、肝硬化

188. 什么是肝纤维化？

肝纤维化（hepatic fibrosis）是指肝脏受损后，机体在修复过程中，纤维组织在肝组织内过度沉积造成的一种可逆性病理现象。它不是一个独立的疾病，而是许多慢性肝病的共同病理过程，是发展为肝硬化的必经之路。这好比我们体表的某处皮肤被弄破了，就会有伤口，等到伤口长好了，会留下疤痕。这种疤痕由纤维组织形成，结疤的过程就叫纤维化。

189. 肝纤维化严重吗？

肝纤维化是一种慢性、进行性、弥漫性的肝脏病变。各种肝脏病变长期反复发作，引起肝细胞变性坏死，就会形成纤维组织。这些纤维组织在肝脏里不是一小块组织病变，而是弥漫性的。随着纤维的增多，可以影响肝细胞的营养和代谢，影响肝脏的血液循环，影响肝脏的功能。肝硬化、肝癌大家肯定不陌生，而肝纤维化是发展成为这些疾病的必然途径！但肝纤维化和早期的肝硬化通过治疗是可以逆转的。

190. 肝纤维化和肝硬化有什么不同？

其区别主要在于前者是肝硬化的早期、可逆阶段，肝脏功能尚未明显受损。而后者由肝纤维化进展而来，其定义应至少包含三个方面的要素：①发生引起门脉高压的血管异常和结构破坏；②晚期肝功能失代偿和出现并发症；③肝癌发生风险增加。

191. 肝纤维化早期的表现有哪些？

（1）患者一般首先会出现不明原因的疲乏、倦怠、无精打采。

（2）有些患者在疾病发生的初期会表现为食欲下降、恶心、呕吐等。

（3）有少数的患者会出现蜘蛛痣，肝脏也会发生肿大，一般不会出现压痛。脾脏也会发生轻度的肿大。

（4）疾病发生之后，会影响凝血酶原及其他凝血因子的合成，进而就会出现牙龈出血、鼻衄、皮肤和黏膜出血等一系列的异常现象。

（5）患者的肝区会经常发生疼痛，并且伴有腹胀气、便秘等不适症状的发生。也有些患者会发生性功能障碍。

192. 肝硬化是肝变硬了吗？

是。肝硬化可以简单地理解成“肝脏摸起来很硬”，但实际上，肝硬化是肝脏长期受到损害，最后无法正常工作的一个状态。肝硬化属于一种慢性病，可由一种或多种原因引起（例如乙肝、长期酗酒等）。一旦发生肝硬化，肝脏本身的功能和相关的血管会受到严重损害，晚期肝硬化患者会出现一系列并发症而死亡。

193. 肝硬化的病因有哪些？

在世界不同地区，肝硬化的病因有所不同：

（1）在我国，肝硬化的病因主要包括病毒性肝炎（主要是乙肝）、血吸虫病、酒精中毒等，其他病因还有胆汁淤积、肝血管性疾病、药物性肝炎、遗传和代谢性疾病、肝结核、肝梅毒等。少数肝硬化原因不明，定义为隐源性肝硬化。

（2）在美国、欧洲，最多见的是酗酒引起的酒精性肝硬化。

194. 病毒性肝炎（特别是乙肝）都会引起肝硬化吗？

不是都会引起肝硬化，但如果慢性病毒性肝炎控制不佳，肝硬化发生的可能性更大。如果乙肝病毒在人体内长期（复制）活跃，并造成了持续的肝损害，就容易发展为肝硬化。如果坚持治疗，调整生活习惯，可延缓和阻止疾病进展，从而降低肝硬化及其并发症的可能性，所以规范抗病毒治疗的患者，往往不容易发展为肝硬化。

195. 肝硬化患者在生活上要注意什么？

（1）规律作息，避免劳累，如重体力劳动、长跑等。

（2）不吸烟，不喝酒。

（3）保持大便通畅，因为便秘能增加肠道氨的产生、增加氨的吸收，进而有诱发肝性脑病的风险。

（4）注意个人卫生，防止感染。

（5）保持心情舒畅，避免情绪激动。

196. 肝硬化一定会发展成肝癌吗？

肝癌可以通过肝硬化发展而来，但肝硬化并没有大家想象的可怕，它是可以控制的。如果早期肝硬化得以及时治疗，甚至是可以逆转的。肝硬化造成的肝脏损伤是长期的过程，在此过程中，通过检查肝功以及腹部B超可以及时了解病情。应注意去除病因，比如喝酒的患者一定要戒酒，有乙肝的患者要使用抗病毒药物、控制病毒的复制等，这些都能让肝硬化得到控制。

197. 怀疑自己是肝硬化，应做哪些检查？

（1）血常规：如果发现红细胞、白细胞、血小板减少，提示有“脾功能亢进”，对诊断肝硬化有帮助。

（2）肝脏功能检查：特别注意肝功中的转氨酶（ALT 及 AST）、血清白蛋白、转肽酶（GGT）等的改变，如 AST/ALT > 1，白蛋白 < 32g/L，GGT 上升 > 正常值上限 3 倍，都是支持肝硬化的证据。

（3）血清肝纤维化指标：透明质酸（HA）、Ⅲ型前胶原肽等，如明显升高，也支持肝硬化。

（4）食管、胃的钡餐 X 线检查：如发现食管、胃底有静脉曲张，提示门静脉高压形成（侧支循环），是肝硬化的重要佐证。

（5）B 超检查：对发现肝硬化大有帮助。必要时可进行 CT 及磁共振检查。这些检查是非创伤性检查，对了解肝纤维化、肝硬化状况有很大帮助。

（6）肝穿刺肝活体组织检查：这是诊断肝硬化的“金指标”，比较安全。

当然，如果需要确定是否有肝硬化还是建议到正规医院的消化科或肝病科。

198. 没得过肝炎为什么会有肝硬化？

没有肝炎症状，查肝功能也“正常”，为什么还会得肝硬化？有以下几种情况：

（1）许多患者或有些非肝病专科医师认为，肝功能正常只是指丙氨酸氨基转移酶（ALT）正常。有研究结果显示，即使ALT正常，仍有30%～40%的慢性乙肝病毒感染患者存在严重的肝功能损害，甚至肝硬化。

（2）一些慢性肝病有间断发作的特点，频率较低的肝功能检查，不一定能发现肝功能异常。

（3）若出现反映胆管细胞损害的谷氨酰转肽酶（GGT）升高，反映肝脏储备功能或肝纤维化程度的白蛋白下降或外周血小板下降等，即使ALT正常，也常表示存在肝病甚至严重肝病。

（4）忽略ALT"轻度"升高的严重后果。有些患者就诊的不是专科医院、专科医师，或虽是专科医师，但经验不足，把轻度异常当成基本正常，忽略长期高水平正常与长期轻度异常的不良后果，忽略ALT以外的其他指标，遗漏活动性、需要及时治疗的肝病的诊断，导致严重肝病的发生。

综上所述，肝硬化不是突然形成的，而是长期慢性肝病不断发展、日积月累的结果。

199. 喝多少酒会得肝硬化？

男性一周内饮酒量折合成酒精若超过 210g，女性超过 140g 就称为“过量饮酒”。男性日平均饮酒量折合成酒精量≥40g，女性≥20g，持续 5 年以上；或 2 周内有≥80g 的大量饮酒史即可发生酒精性肝病。如果持续 10 年以上平均每日饮酒量折合成酒精量在 80g/d 以上，则有 5% ~40% 饮酒者会患肝硬化。

200. 肝硬化的症状有哪些？

肝硬化分为代偿期和失代偿期。代偿期大部分症状较轻或无症状，可有腹部不适、乏力、食欲减退、消化不良和腹泻等症状，多呈间歇性，常于劳累、精神紧张，或伴随其他疾病而出现，休息及助消化的药物可缓解，肝功能检查正常或轻度异常，患者营养状态尚可。失代偿期表现有：①消化不良；②营养不良；③黄疸；④出血或贫血；⑤内分泌失调导致的蜘蛛痣等；⑥腹水；⑦脾功能亢进及脾大；⑧肝性脑病等。以上肝硬化失代偿期症状可单独出现或几项同时出现。

201. 肝硬化的治疗和预防原则是什么？

合理膳食、平衡营养、改善肝功能、抗肝纤维化治疗、积极预防并发症。

202. 肝硬化的患者饮食方面需要注意什么？

①食物宜柔软不宜粗糙，应避免食用带刺带骨以及芹菜、韭菜、老白菜、黄豆芽等含粗纤维的食物，更不能食用硬、脆的干性食品，以防刺伤食道造成破裂出血。伴有食道静脉曲张者宜给流质饮食，如菜泥、肉末、烂饭等，上消化道出血时应禁食。②不宜饮酒，避免加重肝损害。③避免食用辛辣、过热、生硬食物。④当出现肝硬化腹水时，应坚持低盐饮食。⑤适当的高蛋白饮食，以提高机体免疫力；但晚期肝硬化病人，则不适合高蛋白饮食。

203. 肝硬化传染吗？

肝硬化本身是不会传染的。但是若肝硬化患者是由于长期感染乙肝、丙肝等肝炎病毒而引起的肝炎后肝硬化，这种肝硬化的病因，即乙肝、丙肝等肝炎病毒是可能传染给他人的。这种情况下引起肝硬化的肝炎病毒的传染途径与病毒性肝炎相同，主要是通过血液传播、母婴垂直传播及性传播。而像日常的一般接触，如握手、交谈、礼仪接吻、在一起共事等，是不会导致乙肝或丙肝病毒传播的。若肝硬化是由非肝炎病毒引起的，如药物性、酒精性、脂肪性肝病引起的肝硬化，是完全不具有传染性的。

204. 肝硬化患者能生存多久？

肝硬化晚期以控制并发症为主，肝硬化晚期患者的生存期与肝硬化并发症能否得到有效预防和控制有直接的关系。肝硬化早期如果能够及时地接受治疗，多数患者的病情是可以得到控制和逆转的。如果肝硬化患者肝功能持续稳定，可长期带病生存，基本上和正常人一样生活，不会影响到寿命。但是如果患者肝功能不稳定，且没有及时接受治疗，一旦到肝硬化晚期，不仅会影响生活质量，还会使患者的生存期缩短。

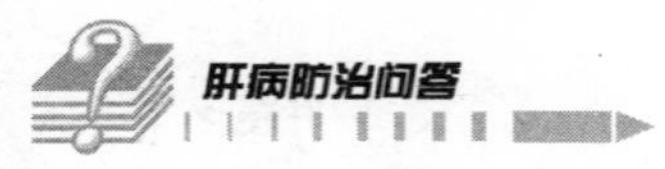

205. 肝硬化的并发症有哪些？

主要有以下几种：

（1）肝性脑病。

（2）上消化道大出血：最常见。常见原因有食管-胃底静脉曲张；门脉高压性胃病；肝性消化性溃疡；异位静脉曲张；胃毛细血管扩张；肝性胃肠功能衰竭；贲门撕裂综合征等。

（3）感染：临床上较为常见的为肺部感染，以革兰阴性杆菌感染或真菌感染多见。有腹水的病人可并发自发性腹膜炎。

（4）肝肾综合征：肝硬化合并顽固性腹水时如未能恰当治疗或疗效欠佳，易出现肝肾综合征，其特征为少尿或无尿，低血钠与低尿钠，肾脏无器质性改变，故亦称功能性肾衰竭，其发病原理尚不完全清楚。

（5）腹水：为失代偿期肝硬化的常见并发症，其发生机制有经典学说、泛溢学说以及外周血管扩张学说。

（6）原发性肝癌：肝硬化时易并发肝癌，特别是病毒性肝硬化和酒精性肝硬化发生肝细胞癌的风险明显增高。

206. 四季如何养肝？

春季，肝的功能活动较旺盛，肝气容易过盛或不及，因而肝病多在春季发生或复发。这一时期宜早睡早起，清晨散步缓行。应注意保暖，避免寒邪侵入而诱发肝病。在饮食药膳方面，要多食甘淡健脾养胃之品，如山药、扁豆、大枣、莲子等，少食酸味食品以防肝气太过。

夏季，人体新陈代谢旺盛，气血运行活跃，皮肤毛孔开泄，并通过出汗调节体温。肝病患者不可避热趋凉、贪凉饮冷太过，如整天使用空调、喝冷饮。饮食上应适量食用西瓜、番茄、黄瓜、草莓、甜瓜等，防止暑气耗伤人体气阴。

秋季气候由热渐寒，人体的生理活动也由外向活动转为内敛收藏。气候干燥，机体阴津易亏，可致肝气多虚，此时肝病患者养生宜注意养阴，兼顾补益肝气与祛除夏暑之余湿。

冬季草木凋谢，人体的生理功能也处于低谷，趋于潜藏沉静。肝病患者在饮食上须注重“秋冬养阴”，可适当进行一些户外体育锻炼，以提高机体抵抗力。

（杨志云、姚树坤、胡建华）